本书名为《百病自灸》，实际上灸法保健有效的可不止一百个病症。作者从医近五十年，从成千上万的临床病例中精选出这一百个最有效的处方，精选出 66 个家庭保健自灸最常用的穴位。然而近半个世纪的经验之谈，岂是本书区区十几万字可容？本二维码将呈现更多的灸法精华，请跟随张仁一起开启自我保健之旅。

- 共享读者圈，和万千"灸友"真诚交流、分享。
- 《百病自灸》随身册，分类收藏家庭灸法处方，方便随时查看。
- 名医在线，及时解答关于经络保健的疑问。

家庭真验方

百病自灸

张仁 编著

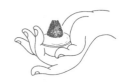

上海科学技术出版社

图书在版编目（CIP）数据

家庭真验方. 百病自灸 / 张仁编著. —上海：上海科学技术出版社，2018.9
　ISBN 978-7-5478-4062-7

　Ⅰ.①家…　Ⅱ.①张…　Ⅲ.①药物灸—验方—汇编
Ⅳ.①R289.5

　中国版本图书馆 CIP 数据核字（2018）第 137161 号

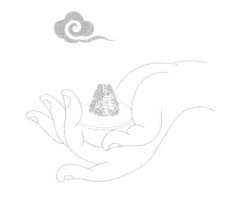

家庭真验方
百病自灸

张　仁　编著

上海世纪出版（集团）有限公司
上 海 科 学 技 术 出 版 社　出版、发行
（上海钦州南路 71 号　邮政编码 200235　www.sstp.cn）
上海盛通时代印刷有限公司印刷
开本 787×1092　1/16　印张 12.5
字数 180 千字
2018 年 9 月第 1 版　2018 年 9 月第 1 次印刷
ISBN 978-7-5478-4062-7/R·1647
定价：39.80 元

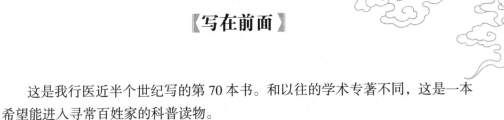

【写在前面】

这是我行医近半个世纪写的第 70 本书。和以往的学术专著不同，这是一本希望能进入寻常百姓家的科普读物。

大概在 1 500 多年前的南朝齐，史书记载了一件大事：有人从北方学得灸法，因为方法简单而效果明显，于是都城中大为盛行，甚至"诏禁之不止"，被称为"圣火"。令人感慨的是，在高新科技大潮汹涌的今天，这股"圣火"竟又重新燃起。君不见街头巷尾冷不丁就是几家艾灸馆或堂，又有袅袅艾香从普通人家的窗中飘出。艾灸已不单是医院的专利，而日益成为全民保健治病的重要方法之一。然而，作为一门有数千年积累的针灸医学的分支学科，其丰富的学术内涵毕竟不是读 ABC 这么简单。

上海科学技术出版社旗下"家庭真验方"系列图书的编辑想到，如能请一位资深的针灸专家写一本供普通读者参考的权威的灸法指南书，肯定有益于灸法的健康普及。于是，他们找到了我，也便有了本书。

对于写惯论文专著的我来说，写科普图书确实是件挠头的事。思考之后，我定了以下几个撰写原则：

一是真实，也就是学术内容真实可靠，源自古代文献、选自现代临床、结合个人经验。做到不虚假、不浮夸，符合"真验方"的定位。

二是简要，因为面对的是普通大众，在选穴时尽量精少，在操作上务必简明扼要，要求让大众学得懂、记得住、用得来。

三是实用，本书所选一百个病症，都是适合家庭保健和辅助治疗的常见病，既是日常所能碰到的，也是适宜应用灸法的。

上面所说是否达到理想或竟属王婆卖瓜，读者不妨一试。

最后一定要提醒的是，本书书名叫做《百病自灸》，不可理解成"自灸治百病"，这里讲的只是用灸法保健、预防和辅助治疗。因为家庭不是医院，患者或家属不是医生，对于疾病来说正规诊疗仍然是不可或缺的。

张 仁

2018 年 4 月 28 日

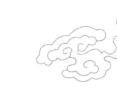

〖阅读说明书〗

【主 书 名】百病自灸

【丛 书 名】家庭真验方

【适用人群】爱好灸法保健的普通人及基层中医药工作者

【主要内容】本书涉及 100 种常见病症，这些症状以灸法处理有预防发作或辅助治疗的作用。书中具体介绍了这些病症的表现，以及相应特效灸法的实际应用。每个病症附有至少一种灸法处方，取穴和操作考虑到家庭操作的可行性而特别精炼。一旦学会，可在日常生活中自己或由家人施行，缓解病痛、预防发作。

【真 验 案】本书中所有病例均为编著者临床经历的真实医案，为保护患者隐私均隐去真实姓名。

【取 穴 法】本书中穴位均配标准取穴图，为避免处方中重复出现插图，所有穴位均在书后统一列出图示，读者可在附录中查找。

【同 身 寸】本书中所有的"寸"，为中医"同身寸"概念，指以患者本人（注意不是施灸者）体表的某些部位折定分寸，作为量取穴位的长度单位。如患者把示指、中指、无名指和小指并拢，以中指横纹为标准，这四指的宽度为 3 寸。

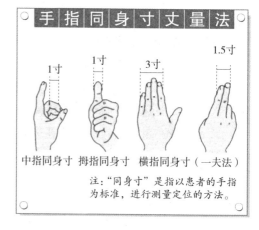

【注意事项】本书中推荐读者自己操作的灸法均为辅助治疗措施，患者在施行自灸前应明确诊断，同时应赴医疗机构诊治，并注意日常调摄，做好预防工作。一旦自灸处理无效，也应及时就医。千万不可过分依赖自灸疗法而忽视正规治疗或延误治疗时机。

【共享读者圈】希望探讨更多家庭穴位保健知识，并得到编著者针对性指导的读者，可扫描扉页前二维码，申请加入读者圈。

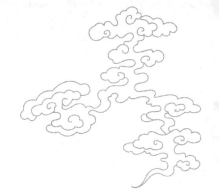

【目　录】

第一章　了解自灸

　　针灸是中华民族在医疗领域对全球的独特贡献，2012年被世界教科文组织列入人类非物质文化遗产优秀代表作名录。针灸包括针和灸两个方面。与针刺相比，灸法还有两个重要的特点：一是不仅能治疗疾病，更适用于防病与保健；二是不仅可由医生施行，还能进入家庭自行操作。

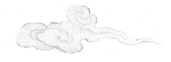

读者圈
随身册
名医在线

灸从哪儿来

灸，原来的意思是烧、灼。用灸法防治疾病，不仅比用药物早，而且比针刺还早。一般认为它是伴随人类学会用火之后产生的。先人们在用火过程中，可能因偶尔灼伤，结果使得身体另外一部分的病痛意外减轻或痊愈，多次反复的体验，便主动地用烧灼的方法来治疗病痛，逐渐形成灸法。因此，灸法的出现不会晚于原始社会。1973 年我国湖南长沙马王堆汉墓出土了两部帛书：《足臂十一脉灸经》和《阴阳十一脉灸经》，是迄今为止总结灸法治病的最早医学文献。这进一步证明，至少在 2 300 年之前的秦汉时期，灸法在我国已经相当盛行了。

我国古代的医学巨著《黄帝内经》，把灸法作为一个重要的内容进行系统介绍，特别强调"针所不为，灸之所宜"。意思是用针刺法治疗效果不好的病，可以采用灸法。值得一提的是从晋朝直至唐宋的千余年漫长岁月中，灸法的应用远胜于针法的应用。如东晋有一部专门治疗急性病的名著，叫做《肘后备急方》，里面介绍了 109 条针灸处方，其中灸方就占 102 条（含针灸方 2 条）。唐代名医孙思邈，在《备急千金要方》和《千金翼方》中记载了大量灸法防病保健的内容，同时代的《外台秘要》一书，最早提出灸足三里防老花眼以延缓衰老。而宋代著名针灸家王执中，在所著的《针灸资生经》中，不仅以灸法内容为主，而且还收录了本人和他的亲属用灸法治疗获效的真实案例。除此之外，当时的一些学者名家，也对灸法表现出浓厚的兴趣，如唐代韩愈曾用"灸师施艾炷，酷若猎火围"的诗句，生动地描述了大炷艾灸的场景；宋代苏东坡留下了《灼艾帖》，李唐画有《灸艾图》，都说明灸法流传之广。

金元之后，随着炼铁技术的提高、针具的改进，针法逐渐成为主流，但灸法，仍是主要的非药物疗法之一，并且在明清时期取得了一定的发展。表现为防治病种不断扩大和灸具的革新，如现代流行的艾条悬灸之法就是始用于清代。

这里，我们要着重提一下灸法在日本的情况。大概是在公元四至五世纪的时候，源于我国的针灸医学从朝鲜传至日本，并落地生根、开花结果。其中，灸法得到了异乎寻常的重视和普及。在我国，尽管如唐代的《备急千金要方》、宋代的《针灸资生经》、元代的《扁鹊心书》以至明代的《针灸大成》等都记载了灸法用于防病、保健，但始终未得到应有的重视。古代的日本则不同，应用灸法保健防病、延年益寿成了每个国民都必须做的一件大事，称之为"养生灸"。无论男女，一生中必须灸治4次：十七八岁时，灸风门，以防感冒、强体质；二十四五岁时，灸三阴交，增强生殖能力；三四十岁，灸足三里，促进脾胃功能，防病延寿；到老年时，灸足三里和曲池，使牙齿坚固、眼睛明亮。这一习俗一直延续到明治维新时期。

现代，随着对灸法实践的扩大和研究的深入，灸法取得了前所未有的发展。首先是灸法种类的增多和施灸工具的革新，目前在临床上施用的不同灸法超过百种；其次是灸治适宜病症增加，据不完全统计，灸疗病谱已达到380余种，特别是灸法已从治疗为主向保健、预防、康复全面覆盖；其三是灸法正在走出医院，走向民间、走向家庭，在治病的同时为提高现代人的生命质量作贡献。

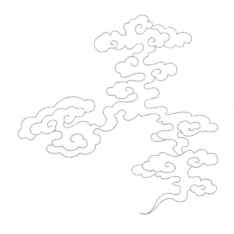

灸法知多少

上面提到，"灸"的本意是烧灼，给一般人的印象，灸就是用燃着的艾绒烤灼穴位。其实，现代施灸的方法远不止此。

灸法包括温热灸和非温热灸两个大类。

温热灸中，又分为艾灸法和非艾灸法。艾灸法，是最常用的灸法。有艾炷着肤灸（也叫直接灸法）、艾炷隔物灸法、艾条悬灸法、艾条压灸法、铺灸法（又称长蛇灸）及艾灸器灸等。非艾灸法有线灸法，较常用的有壮医药线灸、线香灸等；点灸法，如用于防治小儿腮腺炎的灯火灸等；传统的灸法，如黄蜡灸、药锭灸等。另外，尚有藏医火灸法和蒙医灸法，都含有艾灸法和非艾灸法。

非温热灸法，也可分为冷灸法和冻灸法两类。冷灸法，明确记载最早见于宋代的《针灸资生经》，当时称为天灸法，是指用一种或几种对皮肤有刺激作用的中草药涂抹、贴敷于穴区或病所，通过刺激肌表使之充血发疱而达到类似灸法作用的治疗方法。目前，盛行于我国各大中医院的适于冬病夏治的穴位敷贴之法，就属于冷灸法。另外市面上销售的代温灸膏，也可归于此。还有种冷灸法叫冷点灸，它是用某些对皮肤有刺激性或腐蚀性的矿物类中药点敷穴区，产生类似灸法的作用。冻灸法是近年开始在临床上试用的一类新灸法。它是通过现代的冷冻技术对经络穴位进行冰冻刺激，出现类似灸法的效果。目前报道较多的有冷冻灸、液氮灸及冰灸等。

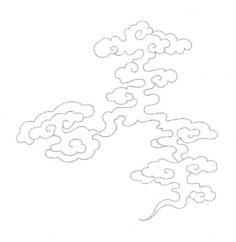

灸法为何能祛病

灸法是我国针灸医学的两大组成部分之一，它是采用温热、寒冷等物理因子或某些化学物质对特定的穴位、经络进行有效刺激，对机体进行扶正祛邪、平衡阴阳，达到防治疾病、康复保健的目的。

总结古往今来的经验，灸法有多种作用，可以归纳为以下两条：

一是温通经络，调和气血：中医学认为，人体的正常生命活动主要依靠气血的正常运行。而气血的运行有遇寒则凝、遇热则散的特点。这就是古人所说的"寒则气收，热则气疾""血见热则行，见寒则凝"。气血不能正常运行，导致百病丛生。《黄帝内经》指出"脉中之血，凝而留止，弗之火调，弗能取之"。也就是说，应用灸法的温热刺激，可以加强气血在经络中的活动，调节全身功能，特别是对于因寒邪而引起的各类病症，有良好的治疗和预防作用。

二是扶正祛邪，抗炎免疫：古人在长期与疾病的斗争中认识到，人体的防御功能与疾病的发生发展有着密切的关系。所以《黄帝内经》说"正气存内，邪不可干"。正气，指的是人体正常的功能和防御疾病的能力，包括免疫系统的功能，邪气则是指人体内外的各种致病的因子，包括各种病原微生物和外来抗原物质。这句话的意思是，只要正气充足，内外邪气就难以损伤我们的机体。古代的医疗实践证明，灸法能提升阳气、补虚祛邪，曾被称为"保命之法，灼艾第一"，因此，被广泛用于防病保健。现代临床和实验研究进一步证明，灸法对人体的抗炎免疫作用具有重要的影响，而这也正是它抗炎、抗病毒、抗肿瘤及防病保健、延缓衰老的基础。

常用自灸操作法

古人说：工欲善其事，必先利其器。因此，掌握灸法最基本的操作方法是首要的一条。包括三个方面：熟悉最常用的穴位，掌握最主要的几种灸法，了解必须注意的事项。

人身上的穴位数以百计，自灸法常用到的不过数十种。本书选取其中最常用并适合家庭操作的 66 个穴位详细介绍，书中 100 个病症的自灸处方，所涉穴位都在其中。读者可在本书附录中查找处方对应的穴位图和取穴方法，对照图文正确取穴。

自灸法的操作，顾名思义应当由自己施行。但人体的很多部位如后颈部、腰背部等，自灸不便或难以进行，往往需借助亲友之力。所以自灸法的操作，不光本人掌握，最好能全家都学会。这样就能做到得心应手、使用自如了。

上面讲到灸法种类很多，作为自灸，最讲究的是六个字：简便、安全、有效。简便就是灸具价廉易得，可以从市场上买到，操作简单，学之就会；安全就是，只要掌握得当，不易出现烫伤、感染或其他意外事故；有效，即只要认真按处方使用，多可取效。根据上面的原则，我向大家重点介绍以下两种灸法。

一、艾条灸法（温热灸）

艾条灸，就是应用艾条（也称艾卷）在穴位上施灸的一种方法。它是目前最为流行的灸法之一。因为操作方便、安全，十分适用于家庭自灸。艾条，分为两种，一种是纯粹是由艾绒卷制而成的纯艾条，也叫清艾条；另一种是加入某些中药药物，制成药艾条，以适应不同病症的治疗。作为保健防病的家庭自灸，一般多用纯艾条，不论是网上还是较大的医药商店均可购得。在选购时要注意，一定要买来自正规渠道的商品。尽量挑选优质艾条：外观包裹紧致，坚实挺直，艾绒细腻纯净不含枝梗，以呈灰白色为佳。这样的艾条点燃时，产生的烟雾少，不易引起过敏等情况。在具体操作上，有以下五种方法。

（一）温和灸法：取艾条一根，燃着一端，先靠近所选定之穴位的皮肤，再慢慢升高，反复测量距离，直至被灸部位感温暖舒适、无烧灼感，即固定不动（一般距皮肤约 3 厘米）。操作关键在于注意艾条与皮肤之间既要保持一定距离，又要达到足够的热力。每次灸 5～10 分钟，以施灸部位出现潮红为度。每日施灸 1～2 次，一般 10 次为 1 个疗程。

本法热力温和，适于预防保健和一般慢性病的长期辅治。不宜用于急重病症或慢性病症的急性发作期辅治。

（二）齐灸法：齐灸法是现代医家在《黄帝内经》记载的"齐刺"法的启发下，总结出来的一种艾条悬灸法。采用 2 支或 2 支以上的艾条同时熏灸 2 个穴位或用 1 支艾条在穴位的上、下及穴位处反复熏灸的方法，均称为齐灸法。

本法在具体操作方法上类似用艾条温和灸。可分两法。

1. 多艾条齐灸法：取艾条 2～3 支，同时点燃一端。如为 3 支，则右手拇、示指同时夹持 1 支，左手拇、示指夹持 1 支。同时在所选的穴位及上下相距 1～2 厘米处进行熏灸。

2. 如为 2 支，则左右手各持 1 支，同时灸两个穴位。使患者局部有温热感而无灼痛。施灸的时间也为 5～10 分钟，使局部皮肤潮红为度。

齐灸法可用于辅助治疗局部较明显或范围较大的慢性痛症。

（三）回旋灸法：又称为熨热灸法。是以艾条在穴区上方作往复回旋移动的一种艾条悬灸法。回旋灸的灸条分为纯艾条和药艾条。家庭自灸以纯艾条

艾条灸法

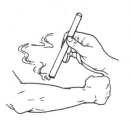

温和灸法

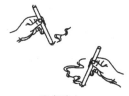

齐灸法之一

齐灸法之二

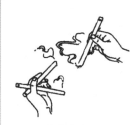

齐灸法之三

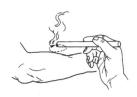

回旋灸法

为主。回旋灸的操作法有两种。

1. 平面回旋灸。将艾条点燃端先在选定的穴区或患部熏灸测试，至局部有灼热感时，即在此距离作平行往复回旋施灸，每次灸5～10分钟。视病灶范围，尚可延长灸治时间，以局部潮红为度。此法用以灸疗面积较大之病灶。

2. 螺旋式回旋灸，即将灸条燃着端反复从离穴区或病灶最近处，由近及远呈螺旋式施灸。本法适用于病灶较小的痛点以及治疗急性病症，其热力较强，以局部出现深色红晕为宜。

回旋灸法能给以较大范围的温热刺激，用于表浅而面积较大部位，包括腰背部、胸腹部等病症的预防与辅治，以及神经性皮炎、股外侧皮神经炎、皮肤浅表溃疡、带状疱疹、褥疮等，对风湿痹证及周围性面神经麻痹也有效果。另可用于青少年近视、白内障的防治。

（四）雀啄灸法：这是近代针灸学家总结出来的一种艾条悬灸法，是指将艾条燃着端对准穴区一起一落地进行灸治。因为施灸的动作类似麻雀啄食，故名。具体操作的方法是：取纯艾条或药艾条1支，将艾条燃着端对准所选穴位，采用类似麻雀啄食般的一上一下、忽近忽远的手法施灸，给以较强烈的温热刺激：一般每次灸治5～10分钟。也可将艾条靠近穴区，灸至患者感到灼烫时提起为1壮，如此

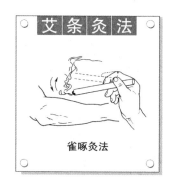

反复操作，每次灸5～10壮。不论何种操作，都以局部出现深红晕、湿润或患者恢复知觉为度。对于老年人、小儿和皮肤知觉迟钝者，施灸时宜以左手示指和中指分置穴区两旁，感觉灸热程度，以避免烫伤。雀啄灸热感较其他悬灸法为强，多用于急症和较顽固的病症。主要用于预防感冒和辅助治疗急性疼痛、高血压、慢性泄泻、网球肘、灰指甲、疖肿、脱肛、前列腺炎、晕厥，以及某些小儿急性病症等。

（五）热敏灸法：这是近年来由江西等地的针灸工作者总结出来的一种新型灸法，它是指在选定的穴区施灸并促使灸的感觉传导，以提高防治效果。这一方法操作略为复杂，适宜于已经掌握上述各法且较为熟练者。它分两步走，一是先确定热敏点，二是在此点上行热敏灸。具体操作方法如下。

选择烟雾少、质量好的优质艾条，一般可由家属操作。被灸者最好取卧位，要求全身肌肉放松，呼吸匀而慢。先确定热敏点：取充分暴露病位的体位，用

点燃的纯艾条，在体表病位附近的经穴或区域，于距离皮肤3厘米左右施行回旋灸、温和灸或运用雀啄灸等法进行探寻。当出现以下灸感反应之一，即可定为热敏点：一种是在施灸时，出现灸热从施灸点皮肤表面直接向深部组织穿透；另一种是灸热以施灸点为中心向周围片状扩散，或线状向远处传导甚至达病所。如一时探寻不到热敏点，也可据症选穴。穴位也要精少。

施灸的方法有两种：一为以左手的示指和中指的指腹轻轻地按压所选热敏点或穴位的两侧，以柔劲为主，右手拇指、示指、中指三指拿捏艾条，艾条离皮肤2～3寸处固定施灸。注意：此时穴区应只感到舒适的温热而不是灼热。为达到这一点，施灸者可先将艾条燃着一端，在所选定之穴位上空先反复测度距离，至患者感觉局部温热舒适而不灼烫，再固定不动。另一法为，以左右双手，分别执一燃着的艾条在穴区上方的固定部位施灸，此法可同时灸两个穴区，但对初学者来说有一定困难。不论何法，都要求施灸者在整个施灸过程中，火力必须均衡，作用不能中断；被灸者要细心体会施灸点上是否出现温热感、有无传导现象。这里要注意的是：施灸时，灸处应仅仅出现微红，而不是一般要求的潮红。据临床经验，当灸区出现潮红，往往不易引发温热感的传导。

热敏灸有助于提高膝骨关节炎、颈椎病、腰椎间盘突出症、筋膜炎、面肌瘫痪、面肌痉挛、慢性支气管炎及哮喘等预防与辅助治疗的效果。

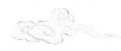

二、敷贴法（冷灸）

敷贴法，也叫穴位贴敷法。它是选取一定的穴位，在其表面贴敷某些药物，通过对腧穴的刺激和药物的吸收，起到防治疾病的作用。它实际上是灸法的一种延伸，可以归为非温热灸法的一种，古人称为"天灸"，现在也称作冷灸。与上述艾灸法比较，操作更方便，容易被接受，也就更适合家庭自灸。而且，所用药方组成多来自临床经验，经过了漫长岁月的历史验证，效果较为肯定。

敷贴法，一般使用两种剂型。一种称为敷剂，采用对皮肤组织有一定刺激性的药物，单味或复方制成膏药形式敷贴于穴位上，可保留较长时间，使局部充血起疱，如同灸疮；或在短时间内去掉，仅令皮肤潮红即可。这类方法更接近灸法。家庭自灸一般采用简便易得之物，如生姜、大蒜、葱，应用时，将其捣烂成泥膏状备用。多不主张长时间保留，以免引发水疱。

另一种称为贴剂，为用无刺激性或刺激性较小药物制成的膏药或其他特制敷贴物（如磁片）等贴压于穴区，此法更安全，保留时间可从数小时至数日。贴剂有两种：一种是将药物（多为膏药、丸剂、饼剂、特制磁片等）置于胶布粘面正中，对腧穴进行粘贴。一种是直接将贴剂（多为巴布剂、硬膏剂等）粘贴于穴位上。家庭自灸，可直接购买成品，如温灸膏等。

（一）敷贴方法：操作上分为贴法和敷法。

1. 敷法：选定穴位，用温水洗净，或酒精消毒，待皮肤干后，将已制备好的药物（如姜泥、蒜泥等糊剂）适量，直接敷在穴位上，外覆塑料薄膜，并以纱布、医用胶布固定即可。对胶布过敏者，可选用低过敏胶带或用绷带固定贴敷药物。目前药房有售专供穴位敷贴用的特制敷料，使用、固定都很方便。

2. 贴法：先对穴区清洁和消毒后，将贴剂中心直接对准穴位贴牢即可。此法更为简便。

（二）贴敷时间：依据疾病种类、药物特性以及身体状况而确定贴敷时间。一是根据被敷贴者的情况，一般情况下老年人、儿童、病轻者、体质偏虚者贴敷时间宜短；二是根据对敷贴物的反应，凡是出现皮肤过敏如瘙痒、疼痛者应即刻取下；三是根据敷贴物对皮肤的刺激程度。家庭自灸用的敷药如蒜泥、姜泥、葱泥，都有一定刺激性，且刺激强度不一，以蒜泥为强，应视患者的反应和发疱程度确定贴敷时间，数分钟至数小时不等（多在1~3小时）。从药房购买的贴剂，多为刺激性较小或无刺激性，用前要熟读说明书，一般可保留1~3日。刺激性大的敷贴物，如出现发疱等情况，需待局部皮肤基本恢复正常后再贴敷，或改用其他有效腧穴交替贴敷。刺激性小或无刺激的贴剂，可每隔1~3日贴治1次。

另外，作为冬病夏治的腧穴贴敷，针对预防不同病症，采用在药房购买或医院配置贴剂，可从每年夏日的初伏到末伏，一般每7~10日贴1次，每次贴3~6小时，连续3年为1个疗程。

自灸注意事项

尽管上述艾条悬灸和敷贴法的操作都较为安全方便，但在实际应用时还需注意以下各点，以避免可能出现的意外事故。

一、悬灸法注意事项

（一）一般要求：施行自灸时，应注意场地和环境的安全和适宜。

1. 室内要保持良好的通风，环境尽量安静、宽畅。

2. 自灸或被灸时要选择舒适且能维持较长时间的体位，选准及充分暴露穴区。

3. 施灸时，旁边要备一艾灰缸，以便随时将艾灰弹落在内。这样可防止艾火跌落烫伤肌肤、烧坏衣被。

（二）特殊处理：施灸时有时会遇到一些特殊情况，事先了解有利于针对性处理。

1. 在局部知觉减退或消失的部位施灸时，要避免过度施灸，以免引起因皮肤灼伤而出现红肿水疱等事故，尤其是老人和小孩更要注意。如出现红肿可局部涂烫伤膏；如出现水疱，水疱不大者，用龙胆紫药水涂抹，不要抓破，一般数日即吸收自愈；水疱大者，用消毒针具挑破，挤出液体，用消毒敷料包扎，数日可愈。

2. 在有毛发处施灸时，最好将毛发剃除，无法剃除时可将其分拨开，尽量暴露穴区。

3. 少数情况下可发生晕灸意外。一般多见于体质虚弱者，或在饥饿、疲劳的情况下施灸时。被灸者往往先感到头晕、上腹部不适、恶心，继而脸色苍白、浑身无力、出冷汗、打哈欠等，极少数也可出现意识丧失、小便失禁等。出现上述现象后，应立即停灸，使之平卧（不用枕头），饮温水，被灸者多在数分钟内恢复。晕灸后，被灸者往往有轻度疲乏感。总之，晕灸较晕针的发生率要低得多，症状也轻得多。对身体并无影响，以后可照常施灸。

二、敷贴法注意事项

（一）一般要求：敷贴期间，应做好局部护理和生活调摄。

1. 敷贴局部穴区，应当先以 75% 的酒精消毒和清洁。衣着宜凉爽，避免过多出汗。

2. 敷贴后如感到局部灼热、痛痒难忍，可以随时揭去药膏，不必拘泥于规定时间。如出现轻微的痒、热、痛等感觉或皮肤有色素沉着，此为正常反应，不必过多担心。如出现发疱，可局部涂以龙胆紫药水。

3. 敷贴期间，特别是冬病夏治时，饮食要清淡，避免烟酒，少食海味、辛辣刺激食品、冰冻食品、豆类及豆制品、黏滞性食物及温热易发食物（如羊肉、狗肉、鸡肉、鱼、黄鳝、螃蟹、虾等）。

（二）特殊处理：由于敷贴材质和对象的特殊性，自灸时要注意以下几点。

1. 对敷药或贴膏过敏者，宜调换药物或贴膏。

2. 对特殊人群如孕期妇女、儿童和知觉迟钝者，应尽量避免用刺激性较强的贴膏和敷药。

第二章　预防保健

　　《黄帝内经》里有一句十分有名的话，叫做"上工治未病"。这里的"上工"是指名医，意思是凡是高明的医生都是把预防疾病和提高身体的素质放在第一位。日常家庭自灸，就是简便有效的防病保健之法。

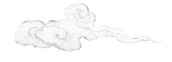

读者圈

随身册

名医在线

防病自灸

一、感冒

> ### 真 验 案
>
> 　　李女士，41 岁。自三年前胆囊结石手术后，抵抗力明显下降。经常感冒，每年多则七八次，少则三四次。每次发病，先是嗓子发干，继而鼻塞、流清涕、头胀、头昏、咽痛、咳嗽。即使打针、服药，也需一周以上才能缓解。此次因晚上洗澡时受凉，睡觉前又觉嗓子发干，为发病先兆。即由其丈夫用艾条灸大椎、风门二穴，每穴灸 5 分钟，至局部皮肤明显发红为止。
>
> 　　第二天晨起，李女士略感鼻部不适，在丈夫用同法灸背部上述二穴的基础上，她又用温和灸法灸双侧迎香穴，每穴灸 3 分钟左右，不适感即消除。之后，每日按上法灸背部穴 1 次，连续灸 5 日。感冒症状竟未出现。之后，改为每周灸 1 次，并加温和灸双侧足三里。近一年未发生感冒。

　　感冒可以分为狭义和广义两种，狭义上指普通感冒，俗称"伤风"，主要是由鼻病毒所致的急性上呼吸道传染病。是一种常见病，其起病较急，常以咽部粗糙感、干燥或咽痛为早期症状，然后出现喷嚏、鼻塞、流涕等。如病变累及喉、气管、支气管，则可有声音嘶哑或咳嗽、胸痛等。成人可不发热或有微热，体温一般不超过 39℃。儿童感冒时其症状多较成人为重，常有下呼吸道症状和消化道症状（呕吐、腹泻等）。病程在一周左右。

　　广义上感冒还包括流行性感冒，它是由流感病毒引起的急性呼吸道传染病。本病初起时全身症状较重而呼吸道症状并不严重，临床表现为急起高热、畏寒、头痛、乏力、全身酸痛等。体温可达 39～40℃，一般持续 2～3 日渐退。随着全身症状逐渐好转，鼻塞、流涕、咽痛、干咳等上呼吸道症状逐渐明显。

两种感冒的不同点是，普通感冒局部症状明显而全身症状较轻，而流感恰恰相反。流感症状重，且具有高度传染性，如不及时控制，易引起暴发和大流行，故流感的预防十分重要。普通感冒虽多无全身中毒症状，但可反复发作，因此亦有必要预防。经常容易感冒的老人或体弱者，尤其要重视预防工作。

灸法对这两类感冒均有较好的预防效果，不仅可使健康人增强体质、提高抵抗感冒的能力，而且还可以使初得感冒者明显缩短病程。

自 灸 处 方

普通感冒

取穴：大椎、风门。

操作：预防普通感冒，每次选一穴，二穴交替应用。风门，双侧同选。采用艾条雀啄灸法，将艾条由距离皮肤2.5厘米处逐渐及近，至患者觉灼痛为1壮，每次约灸10壮。预防感冒，选择季节交替易发时节施灸，一般每日1次，连续灸3次。

辅治感冒，二穴同取，从发病初期开始，每日1次，连续7日。

自 灸 处 方

流行性感冒

取穴：膻中、足三里。

操作：于清晨起床时行艾条温和灸，先灸足三里，左右交替，各灸10分钟；再灸膻中5分钟，用雀啄灸灸至皮肤潮红为度。每日1次，一般灸3次。

1. 上述预防普通感冒的自灸处方，也可用于感冒初期，可缓解症状、加速康复。

2. 背部穴位可由家属协助操作，时间不必拘泥于上述规定，可据被预防者的体质而定。体质差者可每月1次，常年不断。

3. 预防流感，要注意两个穴位须用不同灸法。

二、中风

真 验 案

本节的灸法预防中风（脑卒中）处方，取穴足三里和悬中，首先见于宋代的针灸著作《针灸资生经》。现代医家曾经通过17年追踪观察，结果发现54例有中风先兆的高血压患者，用本法预防后只有5例暴发中风；而作为对照的12例类似患者（未作此项预防）就有4例得了中风病。前者不到十分之一，后者高达三分之一。同时，还进一步观察到，艾灸本法两个穴位之后，可以扩张全身血管，降低血液黏度及过高的血压。证明确实能预防中风。

同时，本节的康复处方也是中风康复的经典灸方。

王先生，67岁。半月前，晨起时，突然感到右侧上下肢活动无力、麻木，且讲话吐字不清，神志尚清醒。即由救护车送医院救治，经磁共振成像检查，诊断为急性脑梗死。通过住院治疗，症情有所好转。王先生出院回家后，右上肢只能作轻微平移动作，须扶着行走。配合下述灸法，施灸1个月后，可自行行走（跛行），右上肢可上举。继续灸3个月后，症状进一步改善。

中风，也叫脑卒中、脑血管意外，是脑血管的急性阻塞性或出血性病变所造成的后果。它是以突然昏倒、不省人事，伴发口角歪斜、失语并出现半身不遂为主要症状的一类脑血液循环障碍性疾病。

以前人们一直认为针灸主要适用于中风康复期和后遗症期的治疗。其实，针灸还是有效的预防中风的武器。早在唐代，名医孙思邈就提到用针灸之法预防中风。宋代更明确地记载了用灸法预防中风的穴位处方，这一处方经过古代医家的不断实践，在明代针灸大家杨继洲的《针灸大成》中，记述更为精详。

现代大量临床观察也证实，灸法不仅能降低中风的发生率，而且对中风后遗症的康复和预防中风的再次发作也有理想疗效。下面分别介绍预防中风和促进中风后遗症康复的自灸之法。

预防中风的处方适用于有腔隙性脑梗死或中风先兆者，其主要症状为：突然发生眩晕、头痛，一侧肢体一过性的麻木、肢体无力或活动不灵活，暂时的吐字不清或讲话不灵便等。

自灸康复，主要针对中风恢复期和后遗症患者，作为平时的辅助治疗。

自灸处方

中风（康复）

取穴：百会、曲池、阳陵泉。

操作：三穴均取，肢体穴取患侧。可由家属代灸。先用回旋灸法3分钟。灸百会穴时，剪去部分头发，暴露穴处，用平面回旋灸法，范围可大一些，以被灸者感明显温热为度。上下肢穴采用螺旋式回旋灸法，再用雀啄灸法2分钟，最后用温和灸法10～15分钟。以百会温热感透至颅内，曲池、阳陵泉温热感透至深部，全身微微出汗为佳。每日1次，1个月为1个疗程，停灸3日，继续下1个疗程。

自灸处方

中风（预防）

取穴：足三里、悬中。

操作：二穴双侧均取，可自行施灸。艾条作雀啄式薰灸，每穴约灸5分钟，以局部皮肤潮红为度。无症状者，每年从立冬日起施灸；有症状者，不拘日期施灸。每日1次，灸满100日为1个疗程。要求每年灸满1个疗程。

注意事项

1. 上述二法均要求长期坚持，不可半途而废。

2. 康复灸法中，百会和肢体穴虽均用回旋灸法，但操作时有所区别。康复灸法属于热敏灸法，一般而言，最好能出现灸感传导，灸至全身有微汗。

3. 中风的预防和康复，应结合改变不良的生活方式。康复灸疗过程中，配合锻炼十分重要。

三、高血压

高血压是通常大家所说"三高"中的一高。另外"两高"分别是高血糖和高血脂。高血压以动脉血压升高为特征，按照国际通用标准规定：收缩压≥140毫米汞柱和（或）舒张压≥90毫米汞柱为高血压。根据世界卫生组织的建议，18岁以上成人的理想血压应为收缩压等于或低于120毫米汞柱和舒张压等于或低于80毫米汞柱。

家庭自灸主要用于血压不稳定者或高血压早期者的预防和辅治，患者一般表现为血压有增高趋势，但尚未出现心脏、血管、脑和肾等器官功能性或器质性改变。可能无症状或症状不明显，常见的是头晕、头痛、颈项板紧、疲劳、失眠、心悸、健忘等。仅仅在劳累、精神紧张、情绪波动后发生血压升高，并在休息后恢复正常。对于中度和重度高血压病的患者，家庭自灸法也有一定的辅助治疗作用。

真 验 案

朱先生，43岁。平时身体健康，近半年来，因工作压力较大，晨起时略感头晕不适，但上班后症状消失。不久前，体检时发现血压偏高，收缩压（高压）为138毫米汞柱，舒张压（低压）为93毫米汞柱。体检医生建议先观察一个时期的血压变化情况，再考虑是否服药治疗。朱先生听说一旦用药要终身治疗而心生抵触，打听到可用艾灸防治，便坚持灸百会，灸1周后，头晕不适症状即消失。之后常年艾灸，血压一直保持在高压120毫米汞柱左右、低压80毫米汞柱左右。

自灸处方

高血压（辅治）

取穴：百会、涌泉。

操作：可用于各期高血压患者。轻者仅仅用一穴，二穴可单独用，也可交替用，据降压效果而定。重者二穴同用。百会为雀啄灸。艾卷点燃后，从远处向穴区接近，当患者感觉烫为1壮，然后将艾条提起，再从远端向百会接近，如此反复操作10次即可停，灸时壮与壮之间应间隔片刻，以免起疱。涌泉为温和灸，可双侧同时进行。令患者取仰卧位，将点燃之艾卷置于距穴2～3厘米处施灸，以患者感温热而不灼烫为度。每次灸15～20分钟。

上述灸法，均为每日1次，7～10次为1个疗程。

高血压病是最常见的心血管疾病之一，也是目前造成人类心脑血管疾病如脑卒中、冠心病、心力衰竭等死亡的重要危险因素之一。据统计，在世界范围内，每8例死亡病例中就有一例是高血压所致，使得高血压成为人类健康的第三大杀手。值得指出的是，有过一项统计：高血压患者中，知道自己得病的只有30.2%，患病后坚持治疗的仅为24.7%，而真正得以控制的则仅仅为6.1%。所以，早期进行自我防治，并持之以恒是十分重要的。

自灸处方

高血压（预防）

取穴：足三里。

操作：适用于平时血压不稳定者和早期高血压者。有二法，一是温和灸法，可双手各持一根纯艾条，在双侧穴区悬灸3~5分钟，灸时有灼热感，至穴区皮肤温暖、微微发红，每日1次，1个月为1个疗程。停灸2~3日，继续施灸，长年不断。也可用艾炷作无瘢痕灸法。以纯艾绒制作成黄豆大艾炷，蘸蒜汁粘于穴区，灸至患者觉灼痛，用镊子夹去，为一壮；另换一炷再灸，每次灸3~4壮。每次只取一侧穴，左右交替使用。

注意事项

1. 应当结合生活方式的改善，如做到劳逸结合、戒烟、减肥、消除精神压力等。

2. 因高血压病是终身性疾病，无论是自灸辅治还是预防，均要求长年坚持，不可半途而废。

3. 已使用药物的高血压病患者，在用灸法辅助治疗时不可随意减量或停用降压药物，应当以医生的意见为准。

四、高血糖

真 验 案

桑先生，38岁，公司白领。平时喜欢美食，整日坐拥电脑，不爱运动。于不久前体检，查出空腹血糖6.7毫摩/升。继而又至另一家医院，测定餐后2小时血糖为10.2毫摩/升。医生建议先不服药治疗，嘱其控制饮食和多运动，定期复查血糖值。

桑先生从第二日起开始节食和每日步行3 000米左右。两周之后，测血糖未见明显改善。于是加用本灸法灸胰俞和阳池。背部穴由其家人施灸，手部阳池穴自行灸疗。又两周后，去医院复查，空腹血糖为5.4毫摩/升，餐后两小时血糖高于正常范围（7.1毫摩/升）。他坚持上述各法，并自购血糖仪监测，两年多来，血糖值虽略有波动，但一直处于正常范围。

自灸处方

高血糖

主穴：胰俞。

配穴：阳池。

操作：一般取主穴，效不明显时加配穴。胰俞，双侧均取，用隔橘皮温和灸法。先备鲜橘皮若干，越薄越好。将橘皮剪成约2厘米×2厘米大小之片块，以其内皮紧贴于穴区，以纯艾条点燃端靠近橘皮温和灸，至局部有明显温热感，每穴灸5～10分钟。阳池，双侧均取，用雀啄灸法，至局部潮红。每穴灸3分钟。

上法每日1次，1个月为1个疗程。间隔3～5日再灸。直至血糖值（包括空腹和餐后2小时）恢复正常。

当空腹（8小时内无糖及含糖食物摄入）血糖高于正常范围，称为高血糖。空腹血糖正常值为4.0~6.1毫摩/升，餐后2小时血糖正常范围为≤7.8毫摩/升。高血糖本身不会导致明显的症状，也不完全等于糖尿病，但极有可能是糖尿病的一个早期信号。控制高血糖是预防糖尿病的重要措施。

近年来，高血糖的发生率不断攀升，且日益趋向年轻化。首先，与不良生活习惯有关，如活动量减少，和过分进食高脂肪、高糖等垃圾食品；另外，遗传等因素也可以导致高血糖。

灸法对控制高血糖有较好的效果。

注 意 事 项

1. 本法主要针对高血糖者，用于预防糖尿病。对2型糖尿病患者也有一定的辅治作用。用于辅治糖尿病时，患者所服用的药物不可骤停。

2. 胰俞隔橘皮温和灸时，既要保持穴区有较明显的温热感，又不要造成灸后起疱。如无鲜橘皮，可用陈皮于温水中泡软后代用。

3. 在施灸的同时，应注意健康的生活方式，特别是合理的饮食、适当的运动。并定期进行血糖的监测。

五、高血脂

真 验 案

朱女士，45岁，公司高管。虽然日常应酬较多，作息常无规律，但因平时注意养生，身体情况一直不错，每次体检各项指标均正常。不久前，朱女士出国工作两月余，回国后，常常感觉疲乏无力，休息也不见明显好转，早晨起床多有头昏不适。自己测量血压正常。去医院检查，发现总胆固醇为7.2毫摩/升，三酰甘油2.1毫摩/升，均超过正常值。因惧怕降脂药物的副作用，采用本方施灸关元、足三里、丰隆。3个月后，复查血脂，指标正常。

血脂是血液中所含类脂质的总称。血脂中主要包含胆固醇、三酰甘油、磷脂、脂肪酸等。高血脂，目前称作血脂异常。血脂异常是一种常见病症，在中老年人中发病率高，可引起动脉粥样硬化，乃至冠心病、脑血栓、脑出血等病症，甚至危及生命，并与内分泌疾病、代谢病、肝病等有着十分重要的关系。因此，血脂异常不仅是某些血脂成分高一点而已，其严重性绝对不能忽视。血脂过高的原因是进食含脂肪和胆固醇类食物过多，同时与遗传因素等有关系。关于高血脂的标准，国际上尚无统一规定，国内一般主张血清总胆固醇（TC）正常值为 5.18 毫摩 / 升以下；血清三酰甘油（TG）的正常值为 1.70 毫摩 / 升以下。但目前主张合适的血浆胆固醇水平应该根据患者未来发生心脑血管疾病的风险来决定，发生风险越高，合适的血浆胆固醇水平应该越低。

高血脂，多在 20 岁后发病，且多数人无症状，仅于体检时发现。所以，对超重或肥胖者，要定期进行检测。最近的调查证明，我国成人血脂异常的患病率为 18.6%，而且中年人和老年人的患病率相近，城乡差别也不大。因此，与降血压一样，控制血脂也成为现代人重要的保健内容之一。

自灸处方

高血脂

主穴：关元。

配穴：足三里、丰隆。

操作：每次取主穴，加一配穴。配穴可以交替选用。用纯艾条或市售之药物灸条，关元穴用螺旋式回旋灸法，每次灸 8～10 分钟，至穴区皮肤明显潮红；配穴双侧同取，行温和灸法。距穴区一定距离，以感温热而不灼烫为宜。每次灸 5 分钟，至局部出现红晕为度。每日 1 次，连续 4 周为 1 个疗程。疗程间停灸 3～4 日。一般 3 个疗程复查 1 次血脂值。

1. 由于影响血脂的因素很多，其中饮食和生活方式是两个主要因素。因此在灸法降脂的过程中，强调低脂饮食和限制胆固醇高的食品如蛋黄、动物内脏等的摄入，改变不良的生活方式也十分重要。

2. 灸法降脂，贵在坚持，一般均要求在 3 个月以上。如果血脂指标已经正常，可单取备用穴，二穴交替施灸。

六、慢性支气管炎

真 验 案

席老汉，68 岁。10 余年前于冬天外出受寒后感冒，咳嗽多痰，发热，2 个多月才逐步好转。之后，因咳嗽咯痰病根未除，每年冬春之际即容易发作，而且常迁延 3 个月之久。咳嗽以夜间为重，吐白色泡沫痰。曾到医院用中西医药物治疗，效果都不明显。经在三伏天对大椎、肺俞等穴进行敷贴后，当年冬天略有发作，但症状大为减轻。连续 3 年灸防，咳嗽咯痰完全消失。

慢性支气管炎是指气管、支气管黏膜及其周围组织的慢性炎症，临床上以"咳"，即咳嗽明显；"痰"，即咳痰；"喘"，即气喘；"炎"，即反复呼吸道感染，为主要特征。这些症状，一般夏秋季节较轻，而冬春季节加重，其中，早、晚咳喘尤其剧烈。

灸法对本病有良好的防治作用。家庭自灸选择的时机十分重要，宜选在夏天进行，即中医十分提倡的冬病夏治，其中三伏天的伏灸，更能起到较好的防治效果。在方法上，除艾条灸外，穴位敷贴也有很好的效果。

自灸处方

慢性支气管炎

取穴：大椎、肺俞；风门、膻中。

操作：本方既可用于预防，也可用于辅助治疗。但操作上有所区别。

预防以穴位敷贴为主，治疗以艾灸为主。

1. 敷贴法。敷贴膏可选用特制的咳喘膏（市场及网上有售，注意选用正规药厂生产的产品）。于每年进伏（多在七月中旬）开始施灸，直至三伏结束（八月中旬）。

首次贴敷取第1组穴（大椎和肺俞），取准穴后，将贴敷部位擦洗干净，便于贴药和疗效的发挥。然后贴上药膏，待有灼热或微痛感，除去药饼；出现水疱时，涂以甲紫溶液防止感染。每日贴敷时间一般不少于6小时。

每次换药时间可间隔5～8个小时，以促使皮肤恢复；隔9日后再贴第2组穴（风门和膻中）。于每年三伏贴敷，每伏贴1次，贴3次为1个疗程。共贴3年。

2. 艾条灸法。每次取一组穴，两组穴交替。每穴灸法相同，采用热敏灸法：先行螺旋式回旋灸2分钟温热局部气血，接着以雀啄灸1分钟加强灸感，最后以温和灸法施灸5～10分钟。要求能激发灸感传导或温热感向肌肤及胸腔内透入。每日1次，10次为1个疗程，疗程间隔3～5日。

另外，可在每组穴灸后用抽吸罐吸拔10～12分钟，以增强防治效果。

1. 咳喘膏是依据中医天灸的原理，利用白芥子发疱的功效，让皮肤发红，起小水疱，以增加人体免疫力。因此，皮肤发红、起小水疱是正常现象。水疱内为免疫液，不必挤破；如破溃，可抹甲紫溶液。起水疱后可在旁边换一位置贴敷。个别人有瘙痒症状的，可局部涂抹皮炎平软膏，间歇 4～8 小时再贴。

2. 从已经积累的经验看，第 1 年灸防后，往往就可见到效果，但一般需连续预防 3 年以上，才能巩固。

3. 临床上艾条灸与敷贴法都具有预防和治疗的双重作用，也可以根据各自条件和效果，选用其中之一，二者各有特点。

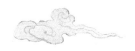

七、哮喘

真 验 案

陆小弟，12 岁，有阵发性呼吸困难反复发作的哮喘史已 4 年，这次因感冒引起急性发作。症见气喘、胸闷、喉间哮鸣音、不能平卧，伴有咳嗽、咯痰等。经过医生对症处理之后，症状稍有缓解。用下述艾条灸法灸天突、大椎等穴，并加用葱姜泥敷贴涌泉穴，症状显著减轻。1 周后，各种症状消失。

在当年的三伏天对陆小弟进行预防性灸疗，分别于初伏、中伏、末伏各用喘咳膏敷贴，共治疗 3 次。至第二年三伏，整年中哮喘未发作，即使感冒后也仅有咳嗽痰多。后来又在每年三伏天灸防，共持续 3 年，哮喘再未见发作。

哮喘，是支气管哮喘的简称。临床表现为反复发作的喘息、气急、胸闷或咳嗽等症状，多在夜间和（或）凌晨发作。在发作前常有鼻塞、打喷嚏、眼痒等先兆症状。可分为急性发作期、慢性持续期和临床缓解期。慢性持续期是指每周均可不同程度地出现上面这些症状；临床缓解期是指经过治疗或未经治疗，症状、体征消失，并且持续 3 个月以上。灸法主要用于急性发作期和慢性持续期的辅助治疗和临床缓解期时预防复发。

自灸处方

哮喘（敷贴方）

取穴：涌泉。

操作：用于慢性持续期的辅助治疗和临床缓解期间预防复发。取鲜葱白 50 克、鲜生姜 15 克，共捣烂如泥。每晚睡前先用热水泡脚 10～15 分钟，然后将葱姜泥敷于双侧足心之涌泉穴，面积约 4 厘米×4 厘米，厚 3 毫米，上盖消毒敷料，固定。第 2 日起床时除去。

用于辅助治疗，每晚 1 次，不计疗程，直到症情缓解。用于预防，每日 1 次，2 周为 1 个疗程，疗程间休息 7 日。一般 3 个疗程。

注意事项

1. 艾条灸法辅治哮喘同支气管炎，但施灸时间略长。特别是用于发作时的辅治，施灸时间更可根据症情缓解情况而适当延长。

2. 慢性哮喘以冬季发作较明显者，也可采用上述慢性支气管炎的冬病夏治之法，敷贴用药、取穴和方法相同。但最好在医生的指导下进行。

3. 避免诱发哮喘的因素。饮食宜清淡，忌刺激性食物、海腥油腻之品。

自灸处方

哮喘（艾灸方）

取穴：天突、大椎、气海、肺俞、肾俞。

操作：本方用于急性期和慢性持续期的辅助治疗，以及临床缓解期间预防复发。取纯艾条，可由家属代灸。被灸者先仰卧在床，家属灸其天突、气海；再俯卧，灸大椎、肺俞、肾俞。每穴灸法相同，均用热敏灸法，具体操作如下：先行螺旋形回旋灸3分钟，温热局部气血；接着以雀啄灸2分钟，加强灸感；最后以温和灸法施灸5分钟。

用于辅治，每日1次，用于预防，隔日1次或每周2次。

另外，可于灸后在大椎、肺俞（双侧）处用抽吸罐吸拔10~12分钟。

八、输液、输血发热反应

真 验 案

王先生，60岁。有慢性支气管炎、肺源性心脏病等病史。此次因感冒导致肺部感染住院治疗，在输液时，自觉浑身发冷、寒战、嘴唇发绀、气急、心慌，无法自己控制。立即停止输液，通过注射药物、喝温开水、吸氧等才缓解。在征得医生同意之后，家属用本处方之法施灸命门3分钟。接着输液，并减慢输液速度，结果再未出现发热反应。

输液、输血反应中较为常见而严重的是发热反应和过敏反应。发热反应往往发生于输液、输血后 1～2 小时，突然寒战、高热（体温可高达 39～40℃），伴皮肤潮红、头痛、恶心呕吐等。过敏反应表现为皮肤瘙痒，出现局限性或广泛性荨麻疹，或发生血管神经性水肿、支气管痉挛等。

灸法可以预防和辅助治疗输液、输血的发热反应，并强调着重在预防。输液输血的过敏反应，不适宜家庭自灸。

自灸处方

输液、输血发热反应

取穴：命门。

操作：预防时，于输液或输血前施灸。用螺旋状回旋灸法：由家属手持艾卷在该穴周围直径 5 厘米范围内旋转，以有灼热感而不烫伤局部为宜，每次灸 2～3 分钟。

当患者在输液或输血过程中出现发冷、寒战等输液反应时，可即行施灸。方法同上，施灸时间可适当延长，但一般不超过 10 分钟。

注意事项

1. 本法主要用于输液、输血出现发热症状时的预防与辅治。

2. 在灸防同时，应减慢输液速度至每分钟 40～70 滴。如出现全身严重反应时应停止输液。

3. 灸法预防输血、输液反应，只是一种应急措施，关键在于从根本上进行预防，包括严格按无热原技术配制保存液，彻底清洗和消毒采血、输血和输液用具，并尽量避免接受有过敏史者供血。

九、放化疗后不良反应

真 验 案

    谢女士，39岁。患乳腺癌，2年前发病，经治疗后缓解，现定期以化学药物强化治疗。每次化疗时出现呕吐、食欲不振等，反应十分明显。给予足三里隔姜温和灸，并口服鲜生姜汁适量，每日1次。灸后，化疗过程中的不良反应明显减轻，有时一二日无反应，只偶感有反胃的症状。于是每次在化疗前，患者自行温和灸足三里，效果满意。

    秦女士，45岁。自从乳房肿瘤手术及化疗后，一直感到头晕乏力，睡眠不安，浑身酸软乏力，血白细胞下降，在（2.0～2.4）×10^9/升［正常为（4.0～10.0）×10^9/升］之间。经中药调治，症状好转，但白细胞未见上升。经配合足三里、合谷、三阴交、大椎等温和灸法，每日1次，在灸疗10次后，白细胞已上升至4.5×10^9/升，再行巩固治疗1个疗程（10次），未见下降，头晕减轻，睡眠及食欲都好转，精神及体力有所恢复。

    放化疗反应，是指恶性肿瘤患者在接受放射治疗和化学药物治疗过程中，在癌细胞被杀灭的同时，细胞增生活跃的组织和器官，如胃黏膜、上皮细胞、肝细胞及骨髓造血细胞都受到损害，而出现的不良反应。包括全身反应，表现为厌食、恶心、呕吐、腹泻、便秘、头痛、乏力等；血象反应，如白细胞及血小板减少等；另有局部反应。如果不进行及时处理和治疗，可导致明显的放化疗后遗症。

    家庭自灸重在放化疗前预防，也可用于出现不良反应后辅助治疗。

注 意 事 项

    1. 自灸预防与辅治放化疗反应，有较好的效果，由于费时较长，操作有点麻烦，但必须坚持，不可半途而废。

    2. 宜配合中西药物治疗。

自 灸 处 方

放化疗不良反应

主穴：足三里。

配穴：合谷、三阴交、大椎。

操作：防治放化疗后出现呕吐反应时，仅取主穴。将鲜老生姜切成片，外敷于双侧足三里，点燃艾条，隔姜温和灸足三里，每次灸15~20分钟，每日1次。灸毕用敷料覆盖生姜，并用胶布固定，每日更换1次。呕吐严重者，可每12小时更换1次，每日灸2次。如作为预防，宜在用化疗药物前2日使用。无论预防还是辅治，均灸至1个化疗疗程结束。

防治放化疗后白细胞下降者，主穴和配穴均取。患者取端坐位，充分暴露腧穴部位，点燃艾条一端后，在距皮肤1.5厘米处进行穴位温和灸，以患者感局部温热而不灼痛为宜。可双侧同灸，每穴灸10~15分钟，局部皮肤呈红晕为度。每日1次，灸毕轻轻按摩各穴位3~5分钟。如作为预防，宜在用化疗药物前2日使用。无论预防还是辅治，均灸至1个化疗疗程结束。

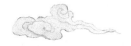

十、术后腹胀

真 验 案

陈先生，35岁。1周前因急性阑尾炎接受手术治疗。术后腹胀，经对症处理后稍缓解。7日后拆线，切口愈合良好。但腹胀却更明显。家属用本法对上巨虚、曲池等施灸1日，共2次，症状明显好转，又灸1日，腹胀消失。再未发作。

术后腹胀，是手术后常见症状之一。它是指胃肠等脏器的平滑肌因术后不同程度麻痹所产生的腹部胀满，表现为腹胀不舒、肛门不排气等。由胃肠道受到暴露和手术操作刺激等因素引起，多发生于腹腔、盆腔、腹后壁和脊柱等手术后。尤其是卧床而不能活动的患者，更为常见。腹胀严重时可诱发各种病症。

灸法可促进肠管的蠕动，多能在数小时内使患者排气，有些患者虽未觉肠道蠕动，灸后也常觉得轻松。

自灸处方

术后腹胀

主穴：上巨虚、曲池。

配穴：中脘、气海。

操作：预防仅取主穴，双侧同取。手执2条纯艾条，二穴同灸。上巨虚、曲池，用雀啄灸法，每穴灸3~5分钟，其温热感以患者能够忍受为度，至穴区明显潮红。

治疗加配穴，主穴用上法，配穴用热敏灸法，先用平面回旋灸灸法2分钟，雀啄灸1分钟，再用温和灸法灸5~10分钟，直至温热感向腹部透入，也可二穴同时施灸。每日灸2次，连续治疗3日为1个疗程。

注意事项

1. 以灸后出现肠鸣音、肛门排气作为消化道功能恢复、腹部胀气缓解的主要标志。

2. 术后腹胀，要求坚持辅助灸疗，一般不超过3日，胃肠功能多可恢复。

3. 本法用双手同灸，既能节约时间又能提高效果，但要求施灸者手法熟练。

保健自灸

十一、肥胖

真 验 案

刘女士，30岁。身高160厘米，体重75千克，腹围90厘米。近2年来，体重不断增长，伴高血脂。服用减肥药、节食及运动，效果仍不明显。

由家人配用本方灸天枢、关元等穴，1个疗程后，体重减去3千克；2个疗程后，减5千克；3个疗程后，腰围减去10厘米，血脂也趋向正常。

肥胖症，系指多种原因引起的因进食能量大于消耗量而以脂肪形式储存于体内的一种病症。计算标准体重的公式为：体重（千克）＝ [身高（厘米）－100]×0.9。一般以超过标准体重的10%为超重，而超过20%者为肥胖。对肥胖再进行分度，实测体重超过标准体重20%~30%为轻度肥胖，30%~50%为中度肥胖，超过标准体重50%以上为重度肥胖。亦可从体重质量指数计算，其公式为：[体重（千克）/（身高×身高）（米的平方）]×100＞24（指华人）为肥胖。

肥胖过度，对人类健康是一个严重的威胁。肥胖可引起心脏负担加重、内分泌紊乱、血脂增高，促发动脉粥样硬化等。肥胖还可导致机体免疫及抗感染能力下降。据统计与常人相比，肥胖者癌的发生率高1倍，冠心病发病率高5倍，高血压发病率高8倍，糖尿病发病率高7倍。

随着物质生活质量的迅速提高、食物结构的改变和劳动强度的降低，我国单纯性肥胖的发生率正日趋增高。2016年公布的数据表明，我国13亿人口中，有6000万胖子，超重者更达到2亿之多，而大城市更为严重。但这仅仅是开始，预计今后肥胖的患病率将有更大的增长。

灸法减肥主要用于单纯性肥胖，而以获得性肥胖效果最佳。获得性肥胖又称成年起病型肥胖，多起病于 20～25 岁，与营养过度有关，以四肢肥胖为主，肥胖细胞单纯肥大而无增生，饮食控制和增加运动的效果较好。

自灸处方

肥胖

主穴：关元、天枢、脾俞。

配穴：丰隆、足三里、阳池、三阴交。

操作：每次取主、配穴各二穴，穴位轮流选用。均采用热敏灸法。患者取半卧位，暴露施灸穴位，点燃艾条，先行回旋灸 2 分钟，再用雀啄灸 2 分钟。最后用温和灸法，距离穴位的高度以穴区皮肤温度患者能忍受为度。每穴温和灸 5～10 分钟。腹、背部穴以温热向腹背内传入为佳，四肢穴以灸点皮肤红晕为度。每日 1 次，20 日为 1 个疗程，疗程间隔 2～3 日。一般以 3 个月为一阶段。

注意事项

1. 灸疗减肥，疗程较长。往往开始效果较好，之后渐差，所以，要求能长期坚持。

2. 要配合节食和有氧运动。有氧运动指一定时间内，按一定训练强度，完成一定活动。最简便的测定方法是"脉搏次数／每分钟=170-年龄"。如 40 岁的人，运动时的每分钟脉搏数应达到 170-40=130 次。

3. 要配合饮食控制。

4. 不要滥服减肥保健品。

十二、亚健康

真 验 案

　　李先生，50岁。近一年来由于工作压力增大，出现一系列症状：下午体温常常37～38℃，手心热、口干、全身倦怠无力，口苦、便燥，呃逆、胀满。常有胸腹胀满、大便黏滞不畅、肛门湿热之感，食生冷干硬食物常感胃部不适，口中黏滞不爽，吐之为快。重时，晨起非吐不可，进行性加重。面色无华，憔悴；双目周围，特别是下眼圈灰暗发青。多次去医院检查，未发现有器质性病症，诊断为亚健康。经医生建议，改善生活方式，并配合本方进行艾灸。经1个疗程灸治后，上述症状明显好转，又坚持3个月灸治，基本恢复正常。

　　亚健康又称第三状态、灰色状态等，是介于健康与疾病之间的一种非健康状态，症状具有时好时坏、时轻时重等特点。以记忆力减退、注意力不能集中、精神不振、经常为自己健康担心、失眠多梦、烦躁易怒、情绪不稳定、工作效率下降、易疲乏、虚弱感、压抑感、胸闷、气短、汗多、肌肉酸痛等最为普遍。男性与女性大致相似，但不同年龄者有不同的特点，如健忘、疲劳、性功能减退都随着年龄的增长而出现上升，而青少年则以与精神因素有关的症状多见，如注意力不集中、精神不振、多梦及情绪不稳定等。另外，随着电脑和各种视频终端的普及，由于长时间注视电子屏幕，而出现眼干、眼涩、视物模糊及眼疲劳等的视觉亚健康也日益增多。

　　除了调整不合理的生活方式，应用家庭灸法也是有效措施之一。

注意事项

　　1. 保持心态平衡，正确面对压力，提高心理承受能力和调节能力。

　　2. 营养均衡，改善饮食结构。

　　3. 改善不良生活方式，合理安排作息时间，控制使用电脑和手机。

　　4. 适当运动，坚持有氧运动，重在适度。

自灸处方

亚健康

主穴：大椎、命门、神阙。

配穴：足三里、关元。

操作：一般只取主穴，体质较虚弱者可加灸备用穴。先取俯卧位，灸背部穴，大椎、命门最好2支艾条同时施灸。用纯艾条作温和灸，每次每穴灸15分钟左右，以局部潮红为宜，能出现循督脉经上通下达的灸感更佳。再取仰卧位，对神阙行隔盐艾条灸，用回旋灸15~20分钟。备用穴足三里用雀啄灸法，关元用回旋灸法，每穴灸10分钟，以穴区出现潮红为度。灸关元及神阙时以能使温热感向腹内传入为佳。每日或隔日1次，30次为1个疗程。

十三、慢性疲劳综合征

真　验　案

杨女士，36岁。三年前因血压偏低，伴失眠、浑身乏力等症状，去医院诊断为慢性疲劳综合征。经治疗及休养后，诸症好转但血压仍偏低。今年以来，因工作调动，压力较大且工作时间较长，症状又有复发。自觉神疲乏力，时时思睡，食欲不振，头晕健忘，对事物均无兴趣，休息后疲乏症状也不能缓解，且性格也变得急躁易怒。在减少生活压力的同时，配合应用本法，由家属为其施灸。经连续2个月灸疗，症状明显好转。又巩固1个月，基本痊愈。

疲劳是一种十分常见的生理现象，它是指持久或过度劳累所造成的身体不适和工作效率的减退。近年来，随着生活节奏加快和工作压力增大，出现了一种被称为慢性疲劳综合征的病症。慢性疲劳综合征是美国疾病控制中心在1988年正式命名的，特指健康人出现原因不明的显著的全身倦怠，持续6个月以上不能进行正常的社会生活。以长期、慢性、反复发作疲劳为主要特征，常合并有头痛、头晕、心悸气短、少气懒言、失眠多梦、抑郁、注意力不集中及关节肌肉疼痛无力、手足发冷等症状。家庭灸法有一定辅助治疗作用。

自灸处方

慢性疲劳综合征

主穴：百会、大椎、足三里。

配穴：关元、气海。

操作：主穴均取，配穴取一穴，二穴交替。主穴以纯艾条作温和灸，每次每穴灸10分钟，以局部穴区出现红晕为宜。配穴采用热敏灸法，先回旋灸2分钟，再雀啄灸1分钟，温和灸5～10分钟，以温热感向腹内透入为宜。每日1次，施灸1个月为1个疗程。

注意事项

1. 尽量注意休息以及减少工作和生活压力。

2. 有氧运动对本病颇有帮助，但注意避免运动过度。

3. 多吃新鲜蔬菜、水果、全麦等，这些食物提供各种补充体力及强化免疫力所需的营养。

十四、衰老

真 验 案

谢锡亮先生，我国著名针灸学家，以灸法为专长，并且身体力行，从壮年时代开始，就采用灸足三里养生和延缓衰老，延续50多年。在他87岁时，中央电视台专门采访了他。

当时，谢老精气神十足、思路清晰、动作灵活，活脱一个健康老人。他当场兴致勃勃地在自己身上演示了养生灸法。具体操作和本节处方介绍略有不同，详述如下：仅选足三里一穴，每次一侧，交替使用。取精细绵软之精艾绒（不可用一般的粗绒），用手指捻成麦粒大、上尖、下圆、底平，如圆锥形的小艾炷，置于穴上；以燃着的线香点燃，待感到局部发热、略烫时，用镊子夹去，继续下一炷。一般5～7炷。灸后局部皮肤发红发热。开始时，可隔日1次，之后间隔时间逐渐延长至每周1次。长期施灸，局部可有黄色分泌物渗出，并可结痂，这是正常现象。此时施灸部位可向上或向下略作移动。

谢老强调，此法养生简便有效，适宜家庭自灸，但贵在坚持。他自己持续一生，以93岁高龄于2018年谢世。

延缓衰老、促进长寿，是人类共同的美好向往。人类最高的寿限究竟是多少，虽然迄今为止还没有最后的答案，但是据多数科学家研究认为，至少应该在120岁以上。因此，预防早衰、延迟衰老，已经成为现代预防医学面临的重要课题之一。

中医学认为，人类早衰与肾精亏耗、命门火衰、阳气不足等有关，致气虚血少、阴阳失衡，从而过早地出现齿摇发落、眼花耳聋等老年症候。灸法，具有扶助元阳、化生气血、疏通经络、平衡阴阳的作用。因此，古代医家一直将其作为保健抗衰、延年益寿的重要手段。

现代实验研究也证实，人类年过60岁之后，虚象逐渐显露，免疫功能下降。

应用艾灸特定穴位之法后，显示有利于动脉粥样硬化的预防，同时还能提高老年人的免疫功能，调整老年体内微量元素等，说明确有促进老年人延年益寿的效果。

曾有研究共观察50例年龄为60～92岁的健康老人（排除心、肝、脾、肺、肾等器官的器质性疾病和急慢性感染），证明艾灸能延缓老年人对近事记忆力的减退，改善老年人平衡能力，改善老年人的心脏功能以及延缓视调节功能、骨骼肌老化的速度。

自灸处方

衰老

主穴：神阙、足三里。

操作：每次均取神阙、双侧足三里，以纯艾条施灸。神阙用热敏灸法：先回旋灸法2分钟，继而雀啄灸法2分钟，再施温和灸10分钟，至有温热感导入腹内为佳；足三里用温和灸法，每侧均灸10～15分钟，以局部红润为度。隔日施灸1次，2个月为1个疗程。停灸1周，再作下1个疗程。

注意事项

1. 灸抗衰老，要求长期坚持，不可半途而废或两天打鱼三天晒网。

2. 灸抗衰老，不等于包治其他老年性疾病，有其他器质性疾病者，还需同时治疗。

3. 灸抗衰老的同时，要建立良好的生活方式，做到世界卫生组织提出的四大健康基石——"合理膳食，适量运动，戒烟限酒，心理平衡"。

第三章　病症辅治

　　本章主要介绍人体不同部位、不同人群的病症，如头面、胸腹、腰背、四肢、皮肤及妇女、儿童病症等的概况涵盖绝大多数生活中的常见病症，并给出家庭自灸处方，读者可依法进行辅助治疗。

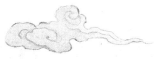

头面病症

十五、晕厥

真　验　案

　　李先生，38岁。患者前几日腹泻，每日泻水样便5～8次，食欲不振。这日邀朋友在家吃饭，正在吃火锅时，忽然出现面色苍白、肢冷、大汗淋漓，神志不清，跌于地上。家人速用手指按压人中，并雀啄灸百会。10分钟后，患者神志逐渐复苏。再灸10分钟后，汗出停止，完全恢复正常。

　　晕厥又称为昏厥，是一种临床综合征。是因为短暂的脑血流量突然减少，一时性大脑供血或供氧不足，而引起意识的丧失。其症状为突然面色苍白、出冷汗、恶心、上腹不适、意识丧失及全身肌张力消失而倒下。如意识丧失时间长达数十秒，有的可出现短暂的面部及肢体肌肉阵挛性抽动。然后，患者逐渐清醒，仍有面色苍白、出汗、全身软弱、过度换气等，但没有意识模糊及头痛等症状。整个过程历时约数秒至数分钟，有的发作可无前驱不适症状，一发病就意识丧失而跌倒，容易造成外伤。本症恢复较快，休息数十分钟可完全恢复。发病后不会留下神经及躯体的后遗症。灸法有较明显促进恢复的作用。

自灸处方

晕厥

　　主穴：百会。

　　操作：让患者取卧位，拨开百会处头发，用雀啄灸法反复施灸，直至意识恢复，症状消失。

1. 本法仅仅用于晕厥的辅助治疗。如因外伤或中风突然出现昏迷，则应当立即送医院救治，不可耽搁。所以，施灸前一定要弄清症情，以避免延误。

2. 有些患者刚清醒就很快立起，可再次晕倒。因此，当患者恢复后要让其多休息一会儿。

3. 施灸时，要避免烧着头发和烫伤穴区。

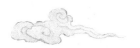

十六、眩晕

真 验 案

李先生，40岁。有颈椎病史，伏案工作一久，感觉颈背部板滞、胀痛不适，且有时稍一活动颈部，就觉天晕地旋、恶心欲吐，须平卧后才能缓解。经去医院针灸、推拿治疗后，颈部症状明显减轻，但眩晕仍作，有时一日出现2～3次。在发作时，家属采用温和灸法，在百会穴上施灸，5分钟后，症状明显减轻，灸至10余分钟，眩晕完全消失。之后，每日灸1次，共灸10次后，眩晕未见发作。

眩是眼目昏花，晕是头脑旋转，二者同时并现时，统称眩晕。发作严重时多有恶心、呕吐、出汗及面色苍白等。比较常见的有两种，一叫内耳性眩晕，又叫梅尼埃病，常伴耳鸣和听力减退等。另一种为颈性眩晕，多在头部过度后仰或转至某一方位时发生，停止后仰或扭转时，症状消失或明显减轻。绝大多数人一生中均可经历此症。对于各种病因不同的眩晕，家庭自灸都有一定的预防和辅治作用。

自灸处方

眩晕

主穴：百会。

操作：男性最好剃平头或光头，女性应当将头顶部头发分开，暴露出百会穴区。取纯艾条一支。点燃后，对准百会穴施灸。预防时用温和灸法，以局部皮肤潮红、患者自觉头部胀、热为度。预防时，每次灸5分钟。辅治时可用热敏灸法，一般在发作时施行。即先回旋灸2分钟，再行雀啄灸法2分钟，最后用温和灸时，尽量将灸火靠近穴区，当被灸者有明显热痛感时上提至可忍受部位，灸至温热感向脑内透入，症状完全消失，停灸。每日1次，10次为1个疗程。

注意事项

1. 引起眩晕的病因较多，一定要先在医院明确诊断。本法主要用于预防和辅治内耳性眩晕和颈性眩晕。

2. 施灸时要避免燃着头发或烫伤头皮。

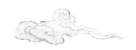

十七、失眠

失眠是指无法入睡或无法保持睡眠状态，导致睡眠不足。包括入睡或续睡困难、容易早醒、睡眠深度和睡眠时间不足等。睡眠是生命的必须过程，据研究，一个人如果不吃食物最多可以坚持1个月，但不睡眠活不过14日。因此，保持科学的睡眠十分重要。一般而言，青少年每日需睡8~9小时，中年人8小时，老年人7小时左右。随着生活节奏的加快和社会竞争的加剧，失眠的发病率不断增加，且由以中老年为主向中青年蔓延。

灸法有较好的助眠效果，但要求坚持一个阶段。

真 验 案

马女士，38岁。近两年来经常失眠，且多梦易醒，醒后难以入睡，服安眠药物或静脉滴注刺五加注射液等，睡眠有所改善，尚可维持正常的生活和工作。最近因工作过忙，连续加夜班引起失眠加重，每晚睡眠不足3小时，出现心悸、头晕、目眩、头皮阵发麻木感等症状。由其丈夫采用本自灸处方，每次主穴加一配穴施灸。灸治当晚，熟睡达6个小时。之后虽有反复，但睡眠质量改善明显，且伴发的各种症状也逐渐消失。

自灸处方

失眠

主穴：涌泉。

配穴：百会、照海。

操作：每次一般仅取主穴。如为较严重的失眠或仅用主穴效果不明显的，可加用一配穴，二穴轮用。上穴除百会外均取双侧。每晚睡前以温水泡双足10分钟左右，擦干上床，盖好被子，露出双脚，由家属取纯艾条，点燃后对准足心施温和灸，距离在3～4厘米，以穴区有明显温热感但不灼烫为宜。每次灸15～20分钟，操作熟练者，可2支艾条同灸。配穴也用温和灸法，每次灸5分钟左右，以局部皮肤潮红为度。每日1次，待症状明显改善后，改为隔日1次。

1. 要保持有规律的作息制度，按时入睡。逐步建立"入睡条件反射"，如睡前半小时洗热水澡、泡脚、喝杯牛奶等。保持乐观、知足常乐的良好心态。

2. 服安眠药物者，灸疗时不可突然停止，宜随着病情好转，在医生指导下逐步减量乃至停服。

3. 灸法助眠，有时起效较慢，也可能出现反复，应当持之以恒。

十八、头痛

真 验 案

陈女士，31 岁。患者 7 年前产后即发头痛，之后心情一紧张或工作一劳累，即易发作。发作时，满头沉重如有紧箍咒，医院诊断为紧张性头痛。服用各种镇静剂、止痛剂仅有短期之效，难以根治。近年来行动、走路脚步稍重则加剧，骑车振动时则更头痛难忍，无法坚持工作。家属采用本处方灸法，起初每日 2 次，灸后症状明显减轻。但不灸又易发作，连续灸 1 个月后，头痛偶有发作，但已不用服药。改为隔日 1 次，又灸 2 个月，头痛未再发作。

头痛指眉头以上至枕下部为止的区域内疼痛，多为偏头痛、紧张性头痛。偏头痛分为典型的偏头痛（女性多见。呈一侧性头痛，为搏动性钻痛、刺痛或钝痛，剧烈时伴眩晕、出汗）和偏头痛性神经痛（又叫丛集性头痛，也为一侧性眼眶或 / 及额颞部剧痛，但为非搏动性痛）两种。紧张性头痛是最常见的头痛，常为双侧或整个头部的弥漫性压紧痛，多与精神紧张等因素有关。家庭自灸，对以上两类头痛都有较好的预防和辅治作用。

自灸处方

头痛

主穴：百会、太阳、风池。

配穴：阿是穴。

阿是穴位置：疼痛最明显处。

操作：一般紧张性头痛取百会和风池，先灸百会，用平面回旋灸法，灸10分钟左右，以头痛明显减轻为度；再双手持纯艾条灸双侧风池，用温和灸法，灸5分钟左右，至头痛基本消失。偏头痛，取太阳和风池，先灸一侧（患侧）太阳，用雀啄灸法，灸10～15分钟，至疼痛明显减轻；继灸双侧风池，同紧张性头痛。

阿是穴，采用雀啄灸法，法同太阳穴。以上灸法作为辅治时，可每日1～2次。如为预防，可每日或隔日1次，或在有先兆时施灸。以温和灸和回旋灸为主，施灸时间也可缩短至每穴3～5分钟。

注 意 事 项

1. 头痛除了上面所说的两类外，还有器质性头痛。另外头痛有时可为某些严重疾病的早期表现或突出症状，因此在采用自灸防治前，一定要先在医院作系统检查，明确诊断之后才能进行。

2. 头痛缓解后，为了预防复发，可继续施灸7～10日。

3. 头痛发作常有诱发因素，平时要注意养生，调整心态，预防复发。

4. 保证充足的睡眠。

十九、枕神经痛

真 验 案

　　路先生，44岁。2个多月前感冒后引起后脑部疼痛，持续不断，并向头顶和颈项部放射，咳嗽或转动颈部时症状加重。疼痛呈紧箍感。经医院诊断为"枕神经痛"，药物治疗后缓解。但气候变化或劳累后，又可发作。近一周因去北方出差，受寒后发作较前剧烈，服药后，止痛效果不如以前。遂由家属按本法施灸。主配穴均取，当日施灸2次，疼痛基本消失。第2日，又有发作，但较前为轻，灸后未发。之后，每日1次，连续施灸1个月，一直未发。又巩固1个月。一年多来，虽偶有发作，疼痛程度明显减轻。

　　枕神经痛，是一种以枕部和项部发作性剧痛为特征的周围性神经病症。呈阵发性剧烈疼痛，位于枕部和后颈部，向头顶、乳突部和外耳部放射。疼痛性质多为一侧或双侧枕颈部刺痛、钻痛、跳痛或持续性钝痛，并伴阵发性加剧，也有间歇性发作。头颈部活动、咳嗽、喷嚏时疼痛加剧，在枕部和项部可触到压痛点。

　　家庭自灸有一定止痛作用。

注意事项

　　1. 减少枕部刺激：应避免使用高而硬的枕头，宜选择松软舒适的枕头，帽子不宜过紧，尽可能减少局部刺激。减少枕神经痛的诱发因素，如防止受凉、受潮和疲劳等。

　　2. 在发作时，可配合穴位按摩疗法，多于一侧或双侧风池，按摩150～300次，每日2～3次，以减轻疼痛。为取得满意疗效，按摩前局部可涂些清凉油或风油精。

自 灸 处 方

枕神经痛

主穴：大椎、风池。

配穴：阳陵泉。

操作：主穴均取，效果不明显时加双侧配穴。主穴用热敏灸法：对大椎和双侧风池作三角形施灸，每穴先回旋灸1分钟，再雀啄灸1分钟，最后施以温和灸5～10分钟，使温热向颅内透入，并向四周扩散。配穴阳陵泉，用雀啄灸5～10分钟，局部出现红晕为度。发作期间，每日1～2次，缓解期可隔日1次或每周2次。1个月为1个疗程。

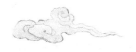

二十、癔症

真 验 案

龚先生，52岁。因吵架生气，突然昏仆，不省人事，经当地医生抢救苏醒后，双下肢软弱，不能行走，经人扶持亦不能较久站立，诊断为癔性瘫痪。饮食尚可，二便正常。遂用艾条悬灸涌泉穴数壮，艾条燃至最高温度，以患者难耐灼热而不引起烫伤，并出现不自主脚蜷动为止。连灸双足涌泉后，患者自感下肢有力，能够自己站立。第二日灸后能在室内蹒跚行走，第三日即能到屋外活动，连灸4次而愈。

癔症，又称歇斯底里。是一种常见的精神障碍，多在精神刺激或不良暗示后发病。表现为急起的短暂的精神障碍（如突然情感爆发，哭笑不止等）、身体障碍（包括突然失明、听力丧失、失音及肢体瘫痪等），但这些障碍都没有器质性基础。患者常有感情用事、易受暗示、爱自我表现等性格特点。

自灸处方

癔症

主穴：百会、涌泉。

操作：一般仅选一穴，如效不显著，可加另一穴。用清艾条。灸百会穴时，分开头发后，用温和灸法，灸 10～20 分钟，或灸至症状消失。灸涌泉穴时取双侧，用雀啄灸法，灸至症状消失。每日 1～2 次，直至痊愈。

注意事项

1. 处理癔症时，一定要保持镇静，将患者安置在肃静的房间，不宜围观更不要惊慌喧哗。尤其不能谈论病情轻重，免得患者听了更不容易恢复常态。

2. 用语言暗示，对患者进行诱导，告诉患者此病不要紧，慢慢就会好的。忌让过多的人前来看望患者，这样会使暗示达不到预期的效果。

二十一、老年性痴呆

老年性痴呆最常见的分两类。一类叫阿尔茨海默病，是一种脑部中枢神经变性性疾病。往往在不知不觉中起病，病情发展十分缓慢。是老年性痴呆最常见的一种类型。主要表现为记忆力逐步减退，如在熟悉的环境中迷路或不认家门，不能认识亲人和熟人的面孔；计算力障碍：如常弄错物品的价格、算错账或付错钱，最后连最简单的计算也不能完成；还可出现精神障碍，如情感淡漠、焦虑不安、不修边幅、性格变化，自私多疑，乃至最后卧床不起、生活不能自理等一系列症状。另一类叫血管性痴呆，是一组由脑血管疾病导致的智能及认知功能障碍综合征，它既具备痴呆症状，如上面所说的容易遗忘及认知障碍，又有脑卒中所致的半侧肢体瘫痪麻木、嘴歪流涎、口齿不清等症状。

家庭自灸对这两种痴呆，特别是后者有一定预防和缓解各种症状的作用。

真 验 案

王老太，67 岁。近年来记忆力出现减退，经常出现出门忘带钥匙、忘记煤气灶关火、买菜时算错钱等情况，在某精神卫生中心诊断为早期老年痴呆症。王老太在服药同时，由家人用本处方施灸，坚持 1 年，病情不但没有发展，且有好转趋势，特别是精神状态改善明显。

自灸处方

老年性痴呆

主穴：百会、四神聪。

配穴：足三里、命门。

操作：每次主穴均取，备用穴加一穴，二穴轮用。取纯艾条，百会穴用雀啄灸，每次灸 5～10 分钟；四神聪，用回旋灸之平面回旋灸法，沿着四个穴点作圆形循环往复施灸，每次灸 15 分钟。二穴灸后，最好有温热透向脑内之感。备用穴，均用温和灸法。足三里取双侧，每穴灸 5 分钟；命门穴灸 10 分钟。以穴区潮红为宜。上法每日 1 次，1 个月为 1 个阶段，每年为 1 个疗程。

1. 施灸前，被灸者如为男性，最好剃成光头，女性头发宜剪短，尤其是百会处的头发应剪去，以提高施灸的效果。

2. 注意四神聪的操作。与一般回旋灸法不同，灸四神聪时要求幅度大、动作慢、热量分布均匀。

3. 头部施灸时，要勤弹艾灰，谨慎防止艾灸脱落燃着头发，造成意外事故。

4. 本法适用于本病的预防和症状较轻者的早期辅治，但整个防治过程较长，要求家属和患者都能坚持。

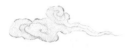

二十二、面神经麻痹

真 验 案

王先生，30 岁。前几日有感冒症状，晚上曾感到耳根部轻度疼痛，当时并不在意。这日早晨起来刷牙时，发现右侧口角漏口水，照镜子发现右侧额纹消失、右眼闭不紧、口角歪向左侧，鼓腮时漏气。王先生去医院就治，被诊断为右侧周围性面神经麻痹，在药物治疗同时，选取本方穴位由其妻子协助自灸。

取艾条点燃后，先对准翳风，距离穴位 2～3 厘米处用雀啄灸，灸热后按压一下，反复施灸按压 10 余次，自觉耳后疼痛消失。又用温和灸法灸其他穴位，也采用局部灸热后按压的方法。每日 1 次，共自灸 13 次，症状完全消失。

面神经麻痹，就是一般说的口眼歪斜。通常呈急性起病，多数患者往往于清晨洗面、漱口时突然发现一侧面部动作不灵、嘴巴歪斜。主要表现为一侧（极少也有双侧的）面部表情肌突然瘫痪，前额皱纹消失，眼裂扩大，鼻唇沟平坦，口角下垂，面部被牵向健侧等。不能做皱额、闭眼、耸鼻、鼓腮等动作。它的确切病因到现在还没完全弄清楚。

在治疗时，首先要懂得和脑卒中引起的中枢性面瘫进行区别。面神经麻痹又称周围性面瘫，是整个半边脸的肌肉都出现瘫痪；而中枢性面瘫只有下半部脸瘫痪，也就是嘴歪、眼不斜，同时中枢性面瘫者多会同时伴有半边肢体的瘫痪。

面神经麻痹有自愈倾向，约75%患者在几周内可获得恢复。尽管如此，家庭自灸法具有缩短恢复期、提高痊愈率及防治后遗症的作用。

自灸处方

面神经麻痹

主穴：翳风。

配穴：攒竹、四白、下关。

操作：辅治本病症可用灸法。刚发病时，仅用主穴，3～4日后加用配穴，可由家属助灸。穴位均选患侧。先以棉签蘸甲紫溶液在所选穴区做好标记。点燃艾条，在主穴区用雀啄灸法施灸5分钟，以局部红润或有热感透至耳腔以及扩散至半个面部为佳；继以回旋灸法，在配穴区由上至下，逐穴施灸，每穴灸3～5分钟，以局部潮红或有舒适感为宜。早期，每日灸1～2次，症状改善后可改为每日1次或隔日1次。

也可采用敷贴法。将市售代温灸膏，剪成1.5厘米×1.5厘米之小方块备用。主配穴均取，先用棉签蘸75%酒精清洁局部，待干燥后进行贴敷。3～5日换贴1次。

1. 自灸法一般适用于症状较轻的面神经麻痹患者的辅助治疗。面瘫重者特别是难治性面瘫宜积极配合中西医包括针刺治疗，否则易延误病情造成后遗症。

2. 本节介绍的两种方法可单独应用，也可结合使用，有助疗效的提高。

3. 艾灸时间的长短因人因病而异，以局部出现红润、温热有扩散感以及灸后感觉舒适为度。

4. 贴敷代温灸膏时，如所贴穴区皮肤有红肿、瘙痒或烧灼感等情况，应当立即停止使用。

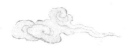

二十三、面肌痉挛

真 验 案

金女士，46岁。一个多月前出现左眼上睑部抽动，开始时症状不重，时发时停，所以未加以重视。之后，发作次数日渐频繁，且出现左侧嘴角和面颊部抽搐。经医院诊断为面肌痉挛，服药未见效果。由家属按本处方先灸左侧翳风穴，当灸感进入深部并向面颊部扩散时，面部抽搐反而更为加重。停灸后，抽动即止，且发作频率明显减少。于是继续施灸，每日2次。3日后，症状基本消失，仅在紧张时眼睑略有抽动，持续时间不长。共灸1个多月，症状完全消失。为防止复发，于睡前自行温和灸双侧足三里，每穴5分钟。再未发作。

面肌痉挛为一种半侧面部（个别人也可出现双侧）肌肉发作性、反复性、不自主性抽动的病症，多数在中年以后发病，女性较多。初期多为一侧眼肌阵发性不自主抽搐，逐渐缓慢扩展至一侧面部的其他面肌，严重的甚至可累及同侧的颈部肌肉。初起抽搐较轻，持续仅几秒，以后逐渐延长至数分钟或更长，而间歇时间逐渐缩短，抽搐逐渐频繁、加重。严重者呈强直性，致同侧眼不能睁开，口角向同侧歪斜，无法说话，常因疲倦、精神紧张而加重。患者常常感到心烦意乱，无法工作或学习，严重影响身心健康。入眠后多数患者抽搐停止。

家庭自灸对本病症有一定辅治效果。

自灸处方

面肌痉挛

主穴：翳风。

配穴：下关、颊车。

操作：主穴每次必取，配穴根据症情的轻重，取 1～2 个。均取患侧，行热敏灸法。

每穴都按以下 3 个步骤施灸：先行螺旋式回旋灸 1 分钟以温热气血，再以雀啄灸 1 分钟加强敏化，最后用温和灸法，灸至热感透向深部，且扩散至半个面部。每日 1 次，1 个月为 1 个疗程。停灸 3～5 日再灸。

注意事项

1. 面肌痉挛，是一种较难治的慢性病，目前尚无理想的治疗方法。灸法有一定缓解本病症状的作用，但要求长期坚持。

2. 注意养生，不可过度劳累，避免精神紧张。饮食宜清淡，多吃高纤维膳食，忌辛辣刺激性食物，忌烟酒。

3. 面肌痉挛的灸法操作有一定难度，读者可在实践中逐步摸索。其关键点在于使温热感能透至患侧面部。

二十四、三叉神经痛

真 验 案

杨女士，51岁。1个月前，无明显原因，左侧面部出现一阵阵剧烈的火烧样灼痛，每次发作十数秒钟，过后如同常人，局部并无不适。去医院诊治，确诊为三叉神经痛，并予以卡马西平等药物治疗。

开始时，服药尚有一定效果，但之后发作更为明显，不仅发作频率增加而且持续时间也有延长，每日发作十余次，多在刷牙、吃东西和说笑时发作。在配合服药的同时，遂由家属用本处方灸法辅治。

开始时主、配穴均取，每日灸2~3次，灸至第4日，发作次数已减为每日数次。之后改为每日施灸1次，仅用主穴。灸治30次后，疼痛偶有发作，程度亦减轻。改为仅用配穴，每日灸1次，又灸60次，未再发作。为预防复发，取配穴隔日1次或每周2次施灸，巩固效果。

三叉神经痛是以面部三叉神经分布区出现的发作性剧痛为特征的一种病症。疼痛常位于单侧，右侧多于左侧，表现为患侧面部的电灼样、针刺样、刀割样或撕裂样的疼痛。

每次发作时间很短，可从数秒钟到一二分钟后便骤然停止，间歇期间一如常人。病情可以逐渐加重，疼痛发作次数渐频繁，甚至数分钟发作1次，以致终日不停。触摸患者面部某处皮肤可以诱发疼痛，这个部位被称为"扳机点"。严重时患者不敢洗脸、刷牙甚至不敢咀嚼。女性略多，多在中年后起病，发病率随年龄增长而增加。

目前，对于上述原发性三叉神经痛，西医虽可采用某些止痛药物或者选择射频热凝温控治疗以及手术疗法等，但还缺乏绝对有效而无副作用的疗法。而采用家庭自灸之法对控制发作、缓解疼痛有一定作用。鉴于本病症发作时较为痛苦，而灸法又简便安全，因此还是值得推荐的。

自灸处方

三叉神经痛

主穴：太阳、四白、颊车。

配穴：下关。

操作：主穴每次均取，疼痛明显或用主穴仍不能控制疼痛时加配穴。均取患侧，用热敏灸法，每穴都按以下3个步骤施灸。先行螺旋式回旋灸1分钟以温热气血，再以雀啄灸1分钟加强敏化，最后用温和灸法，灸至热感透向深部，且扩散至四周。每日1次，1个月为1个疗程。停灸3～5日再进行下1个疗程。

注意事项

1. 三叉神经痛是一种难治病，灸法起效有一个过程，要求发病的早期就参与防治，并坚持长期应用。

2. 平时用温水洗脸和刷牙，避免冷水刺激。注意气候变化，避免风吹和寒冷气候对颜面部的刺激，外出时戴口罩或头巾。保持乐观心态。

3. 多食新鲜的水果和蔬菜，避免辣椒、烟酒等刺激性食物。

二十五、麦粒肿

真验案

贾先生，41岁。左眼上睑局部出现红肿，略感疼痛，摸之有一小硬结。医院诊断为内睑腺炎，给予金霉素眼膏外涂及口服药。用后效果不太明显。由家属按本法施灸，每日1次，2次后红肿消退，硬结也随之消失。又灸1次而痊愈。后未复发。

麦粒肿，又称睑腺炎，是发生在眼睑部睑板腺或睫毛毛囊周围的皮脂腺上的一种急性化脓性炎症。以局部红肿、疼痛，出现硬结及黄色脓点为主要临床表现。

睑腺炎分外睑腺炎和内睑腺炎两类，均有眼睑红、肿、热、痛的急性炎症。以外睑腺炎较多见：其炎症反应集中在睫毛根部附近的睑缘处，起病初期红肿范围弥散，疼痛明显，局部可有压痛性硬结，同侧耳前淋巴结可有肿大及压痛。内睑腺炎因受睑板限制，肿胀范围较局限，同样有疼痛、硬结和压痛等症状。睑腺炎发生 2～3 日后，病灶中心多会形成黄色脓点。

家庭灸法有较好的辅治作用，可减轻症状和缩短病程。

自灸处方

麦粒肿

主穴：阿是穴。

配穴：合谷、耳尖。

阿是穴位置：麦粒肿隆起最高点。

操作：主穴必取，配穴取 1 穴，二穴交替。

灸主穴时，将纯艾绒搓成香烟粗细的长条状艾条，以拇、示指夹住艾条端，燃烧另一端，置于距离穴位 1～2 厘米处，行温和灸 2～3 分钟，以患者有温热微灼感、皮肤稍有红晕为宜。灸配穴时，合谷取对侧，耳尖穴取患侧。

合谷穴用普通纯艾条作温和灸，灸 5 分钟，至穴区局部皮肤潮红；耳尖穴以主穴使用的艾条，施雀啄灸 1～2 分钟，以耳尖有灼痛感且出现深红色为度。

每日灸治 1 次，3 次为 1 个疗程。

1. 反复发作者宜在医生指导下服用抗生素，如化脓时，应当至医院对症处理。

2. 制作香烟粗细的艾条时，必须尽量压紧，使之耐燃。操作时要特别防止艾灰跌落，以免烫伤眼睑。

二十六、青少年近视

真 验 案

陈小弟，8岁。自一年前上小学以来，发现注视黑板上的小字模糊不清，每于阴雨天或光线不足时为甚。近来学校体检方知视力下降。双眼裸视力为左0.5、右0.3。经医院检查，屈光度数为左−1.5D、右−2.25D，眼底无变化，建议配镜。陈小弟父亲有高度近视史，怕孩子症状进一步加重，故由其母为其灸治。用本方每日灸1次，并在眼周用皮肤针叩刺，督促其用眼卫生，1个月后，查双眼裸视力为左眼0.8、右眼0.5。3个月后，视力为左眼1.0、右眼0.8。

近视眼是一种最常见的屈光不正，以裸眼远视力差、眼易疲劳、中度以上近视可出现眼底改变为主要临床症状，尤以青少年多见。近视眼最突出的症状是远视力降低，但近视力可正常。虽然近视的度数愈高远视力愈差，但并不存在严格的对应。一般来说，300度以上的近视眼，裸眼远视力不会超过0.1；200度者一般为0.2~0.3；100度者可达0.5，有时可能更好些。

用艾灸预防和辅治近视眼，多和治疗时的视力有关，疗前视力好者，疗效好，差者疗效低，普遍认为0.1~0.3视力为一分界线。另外，年龄愈小，效果愈好，以10岁以下患儿疗效最为显著。

自灸处方

青少年近视

主穴：睛明、攒竹、瞳子髎、承泣、四白。

配穴：耳郭内外侧穴区（指耳穴）、正光。

操作：每次主、配穴均取。点燃纯艾条或药艾条顶端，用悬灸法施灸。先用温和灸法，依次灸主穴，每穴灸2分钟。随时吹掉燃端灸灰，保持红火，灸至穴区皮肤微红，感觉发热为度。之后按顺时针方向，围绕眼睛周围慢慢用回旋灸法施灸，灸一圈约1分钟。再灸配穴，对准外耳郭以回旋灸旋转施灸1分钟，再以同法灸内耳郭。另自行用皮肤针叩刺正光穴，每穴点，轻度叩刺100下，以穴区皮肤潮红为度。每日以上法预防或辅治1～2次，1个月为1个疗程。视力改善后，改为每周2～3次，之后根据视力情况，可改为1周巩固施灸1次。

注意事项

1. 本法主要用于低中度近视，除上课及用眼时外平时可不戴眼镜者。对高度近视（600度以上）效果较差，但也有一定作用。

2. 重视用眼卫生。特别是在长时间近距离分辨精细事物时，要注意眼的休息，多闭目或向远处眺望等。

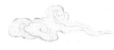

二十七、干眼症

干眼症又称角结膜干燥症，常见症状包括眼睛干涩、容易疲倦、眼痒痛、有异物感、灼热感、分泌物黏稠、怕风、畏光、对外界刺激很敏感；有时眼睛太干，基本泪液不足，反而刺激反射性泪液分泌，而造成常常流泪。较严重者眼睛会红肿、充血、角质化、角膜上皮有丝状物黏附，这种损伤日久可造成角结膜病变，并会影响视力。近年来，随着电脑和手机的普及和生活方式、习惯的变化，干眼症发病率不断升高，而且呈现低龄化发展趋势。家庭自灸在防治干眼症上有一定效果。

真 验 案

苏小姐，31岁，为一知名金融机构工作人员，长时间面对电脑。近来觉得双眼干涩、有异物感，特别是一打开电脑即感到眼球疼痛，有灼热感，难以坚持工作。经某眼科医院确诊为干眼症，用玻璃酸钠滴眼液后，初时症状略有改善，但时间一长，效果不佳。由家属按本方艾灸，首次灸后即觉得眼部明显舒适，于是坚持每日2次。同时，调换至用电脑较少的工作岗位，尽量减少使用手机。灸治3个月后，症状基本消失，经医院检查，泪液分泌及泪膜破裂时间均有明显改善。

自灸处方

干眼症

主穴：晴明、攒竹、瞳子髎、四白。

配穴：合谷、正光。

操作：每次主穴均取。点燃纯艾条顶端，用悬灸法施灸。先用温和灸法，依次灸主穴，每穴灸2分钟。随时吹掉燃端灸灰，保持红火，灸至穴区皮肤微红，感觉发热为度。之后按顺时针方向，围绕眼睛周围慢慢用回旋灸法施灸，灸一圈约1分钟。症状重或效果差者，可加用配穴。对合谷，用雀啄灸法，每次灸3~5分钟，以局部穴区明显潮红为宜。对正光，自行用皮肤针叩刺，每穴点轻度叩刺100下，以穴区皮肤潮红为度。每日1次，15次为1个疗程。症状减轻后，可改为每周2~3次。一般需灸3~5个月。

1. 尽量少用手机、电脑，减少近距离精细工作的时间，减少或不戴隐形眼镜，保持充足睡眠和乐观心态。

2. 干眼症病因很多，在灸治前应当先去医院进行诊断，并针对病因进行治疗。

3. 可配合人工泪液等治疗。

二十八、眼疲劳症

真 验 案

计先生，36岁。2年前因整天长时间使用电脑，持续近距离注视视频，而致用眼过劳，出现两眼干涩作胀、疼痛、酸楚、溢泪、怕光、眼睑沉重而怕睁眼、视物模糊。每日接触视频不到1小时症状就会加重，而难以继续工作，兼见头晕头痛、恶心欲呕、颈肩酸痛，痛苦不堪。经多家医院诊断为视疲劳症。应用中西药物及理疗推拿等有所好转。近来因工作压力增加，症状又有加重。由家属配合本处方，每日1次，经15次灸疗后，病情得以明显改善。又灸1个月，各种症状基本消失。

眼疲劳症，又称视疲劳症。临床表现为：近距离用眼或视物稍久即出现视力模糊、复视、字行重叠、文字跳跃，看近后再看远处或看远后再看近，需片刻才能逐渐看清。双眼有困倦感，甚者眼睑沉重难以睁开，眼球或（和）眼眶周围酸胀或疼痛，流泪、异物感、眼干涩、睑痉挛、泪液减少及畏光等。症状重者常有不同程度的全身症状，如头痛、眩晕、乏力、注意力难以集中、心烦不安、失眠等。

家庭灸法有较好的辅助治疗作用。

自灸处方

眼疲劳症

主穴：阿是穴。

配穴：合谷、足三里、正光。

阿是穴位置：眼眶四周区域。

操作：一般仅用主穴，体质虚弱者加配穴。

取清艾条或药艾条一支，点燃后先用回旋灸法，温灸双侧额部，再灸双眼眶周围，以局部潮红和患者感温和舒适为度。整个施灸过程为 20～30 分钟。

配穴合谷、足三里双侧均取，用雀啄法点灸。先灸合谷，再灸足三里。每穴灸 5 分钟左右，以局部出现明显温热感，穴处潮红为度。另自行用皮肤针叩刺正光，每穴点轻度叩刺 100 下，以穴区皮肤潮红为度。

每日灸治 1 次，10 日为 1 个疗程。停灸 3 日，继续下 1 个疗程。

注意事项

1. 出现上述视疲劳症状时，应先到医院检查，以排除眼病和其他疾病引起的视疲劳。

2. 生活要有规律，保证睡眠充足。平衡饮食，多吃谷类、豆类及富含维生素 A 和 B 族维生素的蔬菜水果等。

3. 配合做眼保健操、远眺、滴抗疲劳眼液。

4. 本病的发生，与高强度用眼需求和精神压力不断加大等因素有关。要获取较好的效果，十分重要的是对症状较重者来说，除了坚持自灸之外，改善视觉环境，适当调动工作也十分重要。

二十九、白内障

真 验 案

陈先生，59岁，近一年来双眼视力不断下降。经眼科诊断为早期老年性白内障，用滴眼液后有所好转。但近数月工作过忙，症状有所加重，用电脑稍久即感觉双眼酸胀干涩，视物模糊不适，须休息后方可缓解。近数月症状加重，眼前有多个大小不一黑点随眼运动而转动。配合用本法灸治3个月后，视力有所提高，不适症状明显减轻。治疗6个月后，医院检查晶状体皮质混浊有回缩趋势，局限于周边。目前症情稳定。

白内障，指各种原因导致晶状体蛋白质变性而发生混浊的眼病。以老年性白内障最常见，又叫年龄相关性白内障，多见于40岁以上，且随年龄增长而增多，主要表现为视力渐进性下降，起病缓慢，病程长，达数月至数年不等。开始时，自觉眼前有固定不动的黑点，有时有单眼复视或屈光改变及色觉改变、视野缺损等。随着年龄的增长、病情的发展、晶状体混浊程度的加重，视力可由模糊逐渐减退至失明。

老年性白内障中最多见的是皮质性白内障，它的发展过程可分为4期：初发期、进展期、成熟期和过熟期。初发期、进展期是灸法治疗的主要对象。家庭灸治虽不能阻止其发展，但有一定的延缓病情的作用。

注意事项

1. 灸前应当先至医院眼科进行检查，确诊为早、中期老年性白内障。

2. 艾灸最好与药物治疗相结合。对早期和中期白内障，可使病情减慢发展，使晶状体混浊程度得到一定改善，视力也稍有提高。白内障从早期进展至成熟是一个较漫长的过程，也有可能自然停止在某一发展阶段而不至于严重影响视力。

3. 成熟期的白内障，艾灸和药物治疗无实际意义，应当及时手术。

自灸处方

白内障

主穴：阿是穴。

配穴：攒竹、太阳、四白、丝竹空、正光。

阿是穴位置：患眼。

操作：主穴用核桃灸法，配穴用按摩法。

首先须制作核桃壳灸架：将核桃从中缝切成两半，去仁，留完整的 1/2 大的核桃壳（壳须是完整的两半，有裂痕者不用）。用细铁丝制成一副眼镜形架子，镜框外方分别用铁丝弯一直角形的钩，高和底长均约 2 厘米。

施灸时，在镜框上套上核桃壳，戴在患眼前，患者取端坐位。在直角形的钩上插一 2.5 厘米长之纯艾炷或药艾炷，点燃施灸。燃完可再灸一炷。每次灸 30 分钟，灸时以眼前有温热感为宜。

每次灸毕嘱患者自行按摩睛明、攒竹、太阳、四白等穴 10 分钟。并做眼球向上、向内、向外旋转运动 16 次。

另自行用皮肤针叩刺正光，每穴点轻度叩刺 100 下，以穴区皮肤潮红为度。每日 1 次或隔日 1 次，3 个月为 1 个疗程。

宜长期施灸。

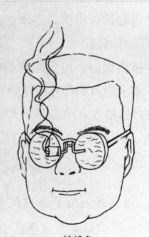

核桃灸

三十、鼻出血

真 验 案

　　肖女士，37 岁。经常鼻出血。今天晨起时左侧鼻孔血流如注，用冷水浇湿颈部及纸巾塞鼻腔等法不能止血，而后血从口中流出。患者惶恐不安。因来不及去医院，决定家庭自灸。首先家属嘱其不必紧张，平躺，由家属采用温和灸双足涌泉，各灸至患者诉脚心发烫为度，约 5 分钟后，出血即止，观察数十分钟，鼻衄未复发。之后，再去医院就诊。

　　鼻出血又称为鼻衄，常因鼻腔病变引起。鼻出血多为单侧，亦可为双侧；可间歇反复出血，亦可持续出血。反复出血则可导致贫血，多数出血可自止。出血可发生在鼻腔的任何部位，但以鼻中隔前下区最为多见，有时可见喷射性或搏动性小动脉出血；鼻腔后部出血常迅速流入咽部，从口吐出。一般说来，局部疾患引起的鼻出血，多限于一侧鼻腔，而全身疾病引起者，可能两侧鼻腔内交替或同时出血。

　　发生鼻出血时，可先用简单的止血法：头部应该保持正常竖立或稍向前倾的姿势，用手指由鼻子外面压迫出血侧的鼻前部（软鼻子处），似一般夹鼻子的做法，直接压迫 5～10 分钟。与此同时，可配合灸法进行辅助治疗。

注意事项

　　1. 造成鼻出血的原因很多。一般而言，用本处方之法，大部分患者都可以止血。假如灸法超过 10 分钟后血仍未止，则可能代表着严重的出血，或有其他问题存在，此时必须去医院做进一步处置。

　　2. 反复发作鼻出血的人，平时要避免辛辣刺激的食物，戒除烟酒。天气干燥时可预防性地往鼻腔里滴入油剂滴鼻液。戒除挖鼻的习惯，避免鼻部损伤。有全身性疾病的患者要积极治疗。

自灸处方

鼻出血

主穴：涌泉；身柱、少商。

操作：上述两组选方，可任选其一。前者仅取涌泉，可用两法：一为艾条灸，双侧穴同取，用温和灸，用2根艾条同时施灸，灸5～10分钟，以足心发烫为宜。二为敷贴：取洁净大蒜瓣3～6克，压碎，捣烂成泥，涂于纱布上，交叉敷在涌泉，即左侧鼻孔出血敷右涌泉，右侧出血敷左涌泉，双侧出血则敷双侧穴位，并用纱布固定好。每次敷贴6～8小时。血止后，即以温水洗脚心。前者适用于成人，后者可用于儿童。

后一组选方，身柱、少商两穴同取，采用火柴灸法。穴区消毒后，划着火柴，吹灭，迅速点灸所选穴位，瞬时离穴，听到"啪"的声响即可，灸后局部出现米粒大瘢痕，一般不需处理。本法每日1次，3次为1个疗程。

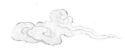

三十一、过敏性鼻炎

真 验 案

邓先生，32岁。患过敏性鼻炎8年，主要症状为晨起喷嚏不断、鼻流清涕、鼻塞鼻痒，特别在春暖花开季节加重，曾用多法治疗效果欠佳。门诊时，笔者教其妻子用本处方艾灸法为其防治。经每日1次灸治，15次为1个疗程，共治3个疗程，不仅症状消失，而且半年多未见复发。

过敏性鼻炎又称变应性鼻炎，以阵发性喷嚏、清水样鼻涕、鼻塞和鼻痒等为主要症状。其中，喷嚏每日数次阵发性发作，每次多于3个，多在晨起或夜晚，或接触过敏原后立刻发作。大量清水样鼻涕，有时可不自觉地从鼻孔滴下；鼻塞间歇或持续，单侧或双侧，轻重程度不一；大多数患者鼻内发痒。家庭灸法有较好的预防和辅助治疗作用。

自灸处方

过敏性鼻炎

主穴：印堂、迎香。

操作：有二法，可选用其中之一。

1. 艾条灸法：二穴均取，迎香取双侧。点燃纯艾条顶端，对准皮肤，在距离皮肤1～2厘米处，施以回旋灸法，灸至穴区皮肤微红，深部组织发热为度，随时吹掉灸灰，保持红火。每穴灸5分钟左右，每日1次，10～15次为1个疗程。

2. 敷贴法：仅取印堂。取独头大蒜5克，捣碎如泥。将一2厘米见方的医用胶布，中央剪一直径约6毫米的圆孔，圆孔对准两眉间印堂贴上，然后取蒜泥如绿豆大，放入孔内，外再贴上一层胶布。经15～20分钟后，感觉穴区灼热不可忍时去掉。此时可见印堂区起一小疱，注意不要将疱弄破。经3～4日水疱吸收愈合后，再作第2次治疗。3次为1个疗程，必要时隔10日再作第2个疗程。

注意事项

1. 避免接触变应原，如花粉、动物皮毛等。勤晒被子，勤换衣物，减少室内螨虫数量。饮食宜清淡，多食新鲜蔬菜水果，少吃海鲜、鸡蛋和牛奶等易诱发过敏的食物。如果已明确某些食物引起过敏，则一定不要再食用了。

2. 敷贴时，蒜泥要现用现配。如果不慎水疱破裂，用甲紫溶液涂搽即可。注意局部清洁，一般不会感染，愈后不留瘢痕，仅有局部色素加深，不久自行消退。

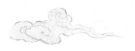

三十二、中耳炎

真 验 案

金先生，36 岁，三年前因游泳时耳内进水，引发左耳化脓性中耳炎。经医院治疗后好转，但常反复发作。此次，感冒后感觉耳内及耳周有跳动痛，听力下降并伴有耳鸣和耳闷胀等。医院考虑为慢性中耳炎急性发作。家属配合药物加用本灸法治疗，首次灸后，跳痛消失。每日 1 次，灸 5 次后，症状均明显好转。

之后，隔日灸 1 次，巩固 1 个月。此后虽偶有发作，但照上法灸数次即可见效。

中耳炎是指累及中耳的炎性病变，好发于儿童。可分为非化脓性及化脓性两大类。非化脓性者常见的为分泌性中耳炎等，有听力下降、耳痛、耳内闷胀感或闭塞感及耳鸣等症状；化脓性中耳炎由化脓性细菌感染引起，包括急性和慢性两种，其症状主要是耳痛、流脓及听力下降，儿童急性中耳炎者还可出现发热症状。

家庭灸法对各种中耳炎都有一定的辅助治疗作用。

注意事项

1. 不论何种中耳炎，都应在医院治疗的基础上再进行家庭自灸。

2. 中耳炎容易复发，一经发现流脓或疼痛即灸，不限次数，直至症状完全消失。

3. 避免长时间用耳机听摇滚类的大分贝的音乐，因易引起慢性中耳炎。积极治疗上呼吸道感染性疾病，如慢性鼻窦炎、慢性扁桃体炎等。

自灸处方

中耳炎

主穴：翳风、阿是穴。

阿是穴位置：病灶区。

操作：治疗前先用消毒棉签清洁外耳道。如为化脓性中耳炎，应当先清除外耳道脓液：用3%双氧水拭洗，以不见脓液为止，再以消毒棉签拭净。每次选取一主穴施灸，可仅用1穴，亦可交替使用。

翳风穴灸法：行艾卷悬灸。在距翳风穴（患侧）皮肤约3厘米高度处，以雀啄法熏灸，直灸至穴区皮肤潮红，按之有灼热感即止，时间一般2~3分钟。灸毕，如为化脓性中耳炎者，可放入引流条，以利脓液排出。

阿是穴灸法：用硬纸卷成一圆锥体形纸筒，锥尖留一比火柴头大的空隙，锥体能容纳燃着的艾条着火端，治疗时使患者患耳朝下，左手持纸筒，尖端插入外耳道，右手持燃着的艾条送入纸筒（注意勿燃着纸筒），以使艾烟进入耳道。热气以患者能忍受为度，每次15~30分钟。上法每日1次，10次为1个疗程。情况好转后，改为隔日1次。

三十三、咽炎

本病可分为急性咽炎和慢性咽炎。其中，急性咽炎以咽部干燥、灼热、疼痛、吞咽疼痛明显、咽部充血肿胀等表现为主。慢性咽炎者，常咯出咽内黏痰，或感觉咽部有异物感，咯不出、咽不下。家庭灸法对急性和慢性咽炎的辅治都有一定效果。

　　冯女士，43岁。数月来咽部一直有异物感，似有一物吐之不出咽之不下。被诊断为慢性咽炎，经用冷冻、激光等治疗，一度好转。近又复发，且有胸闷、心烦及咽干等症状。便在家以本法自行灸疗。首次灸后，即感症状明显减轻。每日1次，灸7次后，症状完全消失。之后改为隔日1次，灸1个月左右，再未复发。

自 灸 处 方

咽炎

　　主穴：天突、人迎；涌泉。

　　配穴：急性咽炎加少商；慢性咽炎加耳尖。

　　操作：第一组主穴（天突、人迎）和配穴均用灸法。自灸时，患者仰靠坐位或仰卧位，一手持镜子对照颈部，一手持纯艾条施灸，先灸颈部穴，方法采用小幅度回旋灸，距离穴区2～3厘米，要求热力到达病位而不灼烫为度，如患者感觉病位有泉水涌出似的，效果最佳，每次每穴灸5分钟左右。若热力不能透达病位，不可强求，一般多灸几次可逐渐达到。少商和耳尖可用雀啄灸法，以局部灼热为宜，每次灸1～2分钟。急性咽炎，每日1～2次，至症状完全消失后，改为每日或隔日1次。慢性咽炎，每日或隔日1次，15次为1个疗程。

　　涌泉穴用敷贴法。在药房购得中药吴茱萸100～200克，打磨成细粉。每次取吴茱萸粉3～5克，用食醋5～7克调成糊状。分成等份，置于双侧涌泉穴区，上盖消毒敷料，以胶布固定；也可加温后，摊于双层消毒方纱布上，贴敷于穴区，固定胶布。一般在睡前敷贴，至第二日起床时取下。每日或隔日1次，10次为1个疗程。隔3日后再敷贴1个疗程。本方主要用于急性咽炎的辅治，也可用于慢性咽炎。

1. 一般来说，急性咽炎灸治见效较快，慢性咽炎要求较长时间的灸疗。自灸时，要将灸条燃后的灰烬及时去掉，防止灸火脱落灼伤。

2. 饮食以清淡易消化为宜，适当添加清火的食品，宜多喝水。忌辛辣刺激之品。

三十四、牙痛

真 验 案

赵女士，46岁。右下牙疼痛，牙龈红肿明显，右下半边脸肿胀。曾到医院口腔科诊治，诊断为牙周炎。经给予消炎止痛药后，症状当时略有缓解，但过后仍疼痛。回家后，由家属用本法艾条灸后，当即减轻。第二天又灸1次，同时服用消炎药物，面部肿胀及牙龈红肿都已明显消退，只有轻微疼痛。继续灸治3次后，各种症状均消失。

牙痛是常见病症，表现为自发性疼痛，阵发性加剧，呈间歇性发作。往往在无任何外界刺激的情况下，患牙也会发生剧烈疼痛，早期疼痛发作时间短，缓解时间较长，随着病情发展，晚期则疼痛发作时间延长，缓解时间缩短，乃至最后无缓解期。夜间疼痛常比白天重，特别是平卧时更显著。牙痛患者首先应当请牙科医生确诊是什么原因引起的。牙痛的原因主要有：急性牙髓炎、急性根尖周围炎、急性牙周炎等。其中，急性牙髓炎表现为间歇性的阵痛，夜间加重，患者不能明确指出患牙；急性根尖周围炎多为持续性疼痛，患者不能正确指出患牙的位置；急性牙周炎则有明显的牙龈红肿。

对牙痛首先应考虑药物治疗，在此基础上再配合家庭自灸。艾条灸和穴位敷贴，都有助于预防和减轻牙痛，且对原发病也有一定治疗作用。

自灸处方

牙痛

主穴：颊车、下关；养老。

配穴：阿是穴。

阿是穴位置：面部疼痛或压痛最明显处。

操作：第一组主穴颊车、下关和配穴，均用艾条灸法。疼痛剧烈时，可用雀啄灸；症情缓解后，用温和灸法。每穴灸5～10分钟，以疼痛及症情缓解为度。疼痛剧烈时每日灸2次以上，缓解后改为每日1次。

第二组养老穴，用敷贴法。将7个大蒜瓣中间芽芯取出，捣烂蒜瓣如泥。再用75%的酒精棉球消毒患侧养老穴，干后，将蒜泥敷于穴上，用敷料覆盖，胶布固定，10小时后去掉敷料。穴位表面多可出现水疱，将穴位上的水疱刺破，放出液体，用消毒棉球擦干，涂上甲紫溶液，再用消毒敷料包扎，一般3日后，局部皮肤即可平复。多只用1次，如疼痛复发，可用健侧养老穴。

上述两种方法都可用于即时止痛，灸法也可用于预防。

注意事项

1. 灸法和敷贴主要用于止痛，一旦疼痛缓解后，应当立即去医院进行病因治疗。

2. 行敷贴法时，因可出现水疱，要特别注意消毒。敷贴处禁止沾水，以防感染。

3. 注意口腔卫生，养成早晚刷牙、饭后漱口的好习惯。

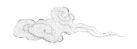

三十五、颞下颌关节紊乱综合征

真 验 案

王女士，36岁。半月前因洗澡后受寒，逐步出现张口困难，左侧下颌关节处疼痛并压痛明显，进食后不能用力咀嚼。经医院诊断为颞下颌关节紊乱症，采用理疗和局部封闭等法，效果并不明显。便由其丈夫在家中采用本处方灸法配合治疗，开始每日2次，自觉张口度明显好转，灸到第10日，症状完全消失。又隔日1次，灸了5次，获得痊愈。

颞下颌关节紊乱综合征，多发于青壮年。主要的临床表现有局部酸胀或疼痛、弹响和运动障碍。疼痛部位可在关节区或关节周围，并可伴有轻重不等的压痛，关节酸胀或疼痛尤以咀嚼及张口时明显。弹响在张口活动时出现，响声可发生在下颌运动的不同阶段，可为清脆的单响声或碎裂的连响声。常见的运动阻碍为张口受限，但也可出现张口过大或张口时下颌偏斜。此外，还可伴有颞部疼痛、头晕、耳鸣等症状。病程较长，且易复发。好发于20～40岁之青壮年，女性多见。

灸法有较好的辅治作用。

注意事项

1. 纠正不良习惯，如单侧咀嚼等，而正常的双侧交替咀嚼可以起到预防作用。

2. 放松咀嚼咬合肌群，避免咬牙、磨牙，防止张口过大等。

3. 面部施灸时，如果能使温热感深达肌层，效果往往较好。同时要注意避免烫伤。

自灸处方

颞下颌关节紊乱综合征

主穴：阿是穴。

配穴：下关、合谷。

阿是穴位置：疼痛或压痛最明显处。

操作：以主穴为主，用螺旋状回旋灸法。每次灸15～20分钟，以局部皮肤红润，热感深透至肌肉组织深部为宜。配穴，依据症情轻重取1～2穴，下关用温和灸，灸5分钟；合谷用雀啄灸3～5分钟，至穴区皮肤潮红。每日1次，不计疗程，直至症状消失，病症痊愈。

胸腹盆腔病症

三十六、咳嗽

真 验 案

宋女士，29岁，妊娠7个月。因洗澡受凉引起外感发热、咳嗽，经治疗后外感发热消除，但咳嗽不停，持续1个多月，夜间尤甚，咯痰不爽。去医院诊断为妊娠咳嗽，服药效果不明显。用本法施温和灸，并加拔罐。每日2次（拔罐1次）。4次后咯痰已爽，12次后白天咳止，唯夜间偶咳。第二周改为每日1次以巩固疗效。又灸一周，症状完全消失。

咳嗽是一种呼吸道常见的突发症状，多由气管、支气管黏膜或胸膜受炎症、异物、物理或化学性刺激引起。咳嗽时先是声门关闭、呼吸肌收缩、肺内压升高，然后声门张开，肺内空气喷射而出，通常伴随着声音。咳嗽具有清除呼吸道异物和分泌物的保护性作用。如果咳嗽不停，由急性转为慢性，常常给患者带来更大的痛苦，如胸闷、咽痒、喘促等。

灸法对咳嗽有一定辅助治疗和预防发作的作用。

注意事项

1. 咳嗽病因很多，特别是久咳不愈者，一定首先要去医院诊断清楚，并进行病因治疗，再辅以自灸。

2. 抽吸罐吸拔对早期咳嗽疗效较好，要求吸拔较紧、时间略长。但要尽量避免罐印部位出现水疱，影响再次吸拔。

自灸处方

咳嗽

主穴：风门、肺俞。

配穴：大椎。

操作：主穴采用艾条灸法，二穴均取，双侧同用。取纯艾条，点燃艾条一端。操作熟练时，可左右手各执一条，同时施灸。用温和灸法，使患者施灸部位有较强的温热感而无灼痛感。施灸时间为每穴10分钟。急性发作时，每日上、下午各治疗1次。症状缓解后，改为每日1次。

如单用主穴效果不明显，可取配穴大椎，以大号抽吸罐吸拔。宜尽量吸紧，留罐10分钟。如效再不显，可加主穴之一（双侧）灸后同法吸拔，二穴轮用。每日1次。

上述方法不计疗程，直至症状消失。

三十七、心绞痛

冠心病心绞痛（简称心绞痛）指因冠状动脉供血不足，心肌急剧的暂时缺血与缺氧所引起的临床综合征。主要表现为突然发作的阵发性的胸骨后和左胸前疼痛，呈压榨性或窒息性疼痛，可向左肩、左臂直至无名指与小指放射。疼痛持续1～5分钟，很少超过15分钟，休息或含服硝酸甘油可缓解。心绞痛多因劳累、饱餐、情绪激动诱发，发作时，患者面色苍白，表情焦虑，甚至可出冷汗。其发病可数日一次，也可一日数次。

灸法有较好的预防复发和缓解疼痛的作用。

师先生，51 岁。多年前就被诊断为冠心病，常因工作劳累而发作心绞痛，以胸部闷痛为主，有时呈压榨性绞痛，放射至左侧肩背部及手臂。最近一段时期因工作不顺利，心理压力大引起心绞痛频频发作。每次发作，胸部闷痛较甚，放射至左上肢，时间持续 5～10 分钟。在用药同时，由其妻子用本方施灸内关、膻中、心俞，每次灸 30～40 分钟，灸后自感胸中顿觉轻松异常，心痛之症消失。首日灸 2 次，当天心绞痛未发作。之后，每日灸 2 次，一直坚持 1 周。胸闷之症再未出现，改为每日 1 次。持续 2 个月，情况良好。至医院复查心电图，显示为大致正常心电图。

自 灸 处 方

心绞痛

主穴：内关、膻中；心俞。

操作：预防复发，每次取一组穴位，两组交替使用；辅助治疗时两组均取。不论预防还是辅治，双侧穴位均同用。患者先取平卧位，充分暴露腧穴部位。用纯艾条或药艾条作灸材。点燃艾条一端后，先施灸一侧内关，灸火离皮肤 1.5～3 厘米。采用温和悬灸法，使患者局部有温热感而无灼痛为宜。施灸 5 分钟，以局部皮肤呈红晕为度。然后再以同样方法依次施灸另一侧内关和膻中。

取第二组穴时，令患者俯卧，灸双侧心俞，以热敏灸法，每侧穴先回旋灸 2 分钟，再雀啄灸 2 分钟，最后温和灸 5～10 分钟，以温热感向胸腔透入为佳。用于预防，每日灸 1 次；用于辅治，每日灸 2 次，症状消失后，每日 1 次。一般需灸治 2～3 个月。

1. 辅治心绞痛，灸法须结合中西药物治疗。

2. 由于劳累、情绪激动、饱食、受寒等为本病发作的常见诱因，所以要注意避免。

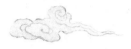

三十八、心律失常

真 验 案

金女士，51岁。已心悸、胸闷6年，医院检查诊断为"室上性心动过速"。近2个多月来发作频繁。用本方（主、配穴同用）在家中自灸，每日上、下午各1次，灸后自觉心慌和胸部憋闷可明显减轻。1周后改为每日灸1次。持续1个月，症状再未发作，心电图复查基本正常。

心律失常是心血管疾病中重要的一组疾病。是指心律起源部位、心脏搏动的频率与节律等方面的任何一项异常。其临床表现因各种不同类型的心律失常而有所差别。一般来说轻度的心律失常，多无明显的临床表现；较重的心律失常，可引起心悸、胸闷、头晕、低血压、出汗，严重者可出现晕厥甚至猝死。

家庭自灸主要是配合药物治疗，用于轻度和中度心律失常的预防发作和辅助治疗。

1. 心律失常类型多，病因复杂，要求患者先在医院诊断清楚之后，再根据情况配合灸法防治。家庭自灸，应当建立在中西药物治疗的基础之上。

2. 隔姜灸时，如姜片因灸热灼烤变干发焦时，可另换一片。

自灸处方

心律失常

主穴：膻中、内关。

配穴：足三里。

操作：一般仅取主穴，症状较明显或单用主穴效果欠佳者，加足三里。取仰卧位，先切一片厚约2毫米、直径约2.5厘米的圆形新鲜老姜片，置于膻中上。点燃纯艾条之一端，行隔姜温和灸，灸端可贴近姜片，使温热较快传导到穴区，灸8～10分钟，以症状缓解为度。再回旋灸双侧内关，每侧灸5分钟，以局部皮肤红润为度。足三里用温和灸，亦为每侧灸5分钟。发作期辅助治疗，每日灸2次；间歇期预防，可每日或隔日1次。

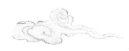

三十九、带状疱疹

真 验 案

李女士，52岁。本次发病先有发烧、咳嗽，自认为是感冒，服"白加黑片"，症状好转。但右侧由前胸至后背出现疼痛，贴膏药无改善。2日后，发现疼痛处红色疱疹簇集，烧灼疼痛难忍，即去附近医院治疗，诊断为带状疱疹，给予药物治疗，疼痛稍减，但继续出现红色疱疹，并有怕冷、胃口差等。由其爱人用本处方艾灸法辅治，灸后次日未见新的疱疹出现，病变部位的皮肤由鲜红变为暗红，水疱开始萎瘪。连灸5日，疼痛消失，疱疹结痂干燥。又巩固5次而痊愈。

自灸处方

带状疱疹

主穴：阿是穴。

阿是穴位置：病变部位。

操作：灸治带状疱疹方法较多，这里推荐艾条灸和棉花灸。

1. 艾条灸法。取纯艾卷或药艾卷，点燃一端后熏灸阿是穴。其熏灸方法有3种：一为用2支艾卷同时作广泛性回旋灸，以患者感觉灼烫但能耐受为度，灸治时间据皮损面积大小酌情掌握，一般约30分钟。二为用1支艾卷在阿是穴均匀缓慢地向左右上下回旋移动。应注意艾火宏壮，集中于疱疹顶部，以有灼热麻木的特殊感觉沿肋间隙或经脉循行路线感传为佳。灸治时间亦为30分钟。三为"围灸法"，用艾卷在病损处由中心向周围围灸，直灸至局部潮红，以患者自觉舒适、不知痛为度，通常需时30~40分钟。上述各法，可选用一种，每日1次，4~7次为1个疗程。

2. 棉花灸法：令患者充分暴露皮损区，即阿是穴，常规消毒后取消毒脱脂棉做成均匀、不留洞眼、厚度为0.12~0.15毫米、硬币样大小的棉片，覆盖于皮损上并略超过皮损缘。一般来说，棉片宜大于病损区1~2毫米，轻压之，使棉片与疱疹紧密接触。点燃棉片低位缘，火焰由低向高处掠过。火焰熄灭后，可用棉球拭净灰烬。施灸后以疱疹顶部略现焦暗为度，否则再重复灸一次。同样方法，逐个将所有疱疹施灸一遍。一般疱疹施灸后即呈皱瘪缩小或干枯，疼痛明显减轻。多数患者第二日疱疹变暗、干燥、结痂，不再灸治而愈。少数第一次施灸效果欠佳者，可第二日再次灸治，每日1次，3次为1个疗程。施灸过程中除患者有轻微灼痛外无其他反应。

带状疱疹是由病毒引起的一种急性炎症性皮肤病，同时累及皮肤和神经。其临床表现为：发疹前可有轻度乏力、低热、食欲不好等全身症状，患处皮肤自觉灼热感或者神经痛，触之有明显的痛觉敏感，持续1~3日；亦可无前驱症状即发疱疹。好发部位为肋间神经和腰骶神经支配区域的背腰部，颈神经和三叉神经支配区的颈面部。患处常先现潮红斑，很快出现粟粒至黄豆大小的丘疹，簇状分布而不融合，继之迅速变为水疱，疱壁紧张发亮，疱液澄清，外周绕以红晕，各簇水疱群间皮肤正常；皮损沿某一周围神经呈带状排列，多发生在身体的一侧，一般不超过正中线。神经痛为本病特征之一，可在发病前或伴随皮损出现，年龄愈大，神经痛愈重，所以老年患者常疼痛较为剧烈。病程一般2~3周，水疱干涸、结痂脱落后留有暂时性淡红斑或色素沉着。但有些患者特别是老年人可后遗神经痛。

家庭自灸有较好的止痛和缩短病程的作用。

注意事项

1. 艾条灸方便安全，容易掌握。但必须火足气至才能取效。对于有经验者，可双手持艾条同时施灸，以节省治疗时间。

2. 棉花灸，要有一定经验才可施行。其关键，首先是棉片制作：取一层微薄医用脱脂棉，但要注意的是，不要人为地将厚棉压成薄棉片，而是应当小心撕成薄片，薄棉片中不要有洞眼和空隙，以免影响烧灸的效果。其次是操作时，要充分暴露患部，把药棉拉成无洞薄片（越薄越好），将棉片覆盖于疱疹上，嘱患者不要移动。点燃时，要求瞬间烧完，不可灼伤皮肤。本法施灸时，患者感觉有一过性轻微烧灼痛，是正常现象。

3. 在急性出疱期，必须到医院结合正规的抗病毒以及止痛治疗，以免病毒潜伏在神经根处，导致神经受到永久性、不可逆性的破坏。尤其是年老体弱的患者，更要彻底治疗，避免带状疱疹后疼痛的发生。如出现这类疼痛，可参考下节用灸法辅治。

4. 饮食宜清淡、易消化，忌辛辣刺激食物。

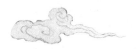

四十、疱疹后神经痛

真　验　案

梁老先生，69岁，3个月前曾患带状疱疹，经治疗后，疱疹消退结痂获愈，但后遗神经痛反复发作。以烧灼样痛为主，有时疼痛伴有发紧感，晚间睡眠时尚能忍受，白天疼痛剧烈，坐立不安。服用药物只能一时缓解，药性一过，疼痛又作。家属以本方进行施灸，灸后自觉痛感已减。经1个疗程灸治，疼痛消失。再巩固1个疗程，疼痛再未发作。

疱疹后神经痛，是一种由于带状疱疹病毒所致的后根神经节炎症、变性引起的疼痛，以皮肤疱疹愈合后4~6周仍然存在持续性疼痛为主要特征。疼痛表现为剧烈的刀割样、闪电样或烧灼样痛，患者坐卧不安，甚至无法入睡。一般以老年患者多见。

自灸处方

疱疹后神经痛

主穴：阿是穴。

配穴：内关。

阿是穴位置：病灶局部（疼痛明显处）。

操作：一般仅用主穴，效果不满意时加内关。阿是穴以清艾条或药艾条行热敏灸法，即先回旋灸2分钟，再雀啄灸1分钟，再施以温和灸10分钟，以患者觉温热感向深部透入或向四周扩散为佳。内关用温和灸5分钟，以局部潮红为宜。每日1次，15次为1个疗程。疗程间停灸3日。

1. 及早准确治疗带状疱疹，特别是年老体弱的患者，可防止其严重并发症的发生。

2. 注意休息，不要吃辛辣刺激食物，以清淡为主，多吃蔬菜水果，补充维生素。

四十一、肋间神经痛

真 验 案

汪女士，31岁。数月前哺乳时发觉左胸疼痛，逐渐加重，某医院检查诊断为"软组织损伤"，经服药、封闭、理疗等治疗后，病情好转，疼痛减轻。但此后左胸经常有剧痛出现，尤其感冒后，胸痛剧烈，复经某院神经内科确诊为肋间神经痛。服止痛药、做封闭等法可缓解疼痛约半个月，平时多为隐痛，有时极轻或不痛。昨晚疼痛又加剧，其剧痛难忍，左上肢不敢活动，动则痛更甚，通宵未能入睡。因考虑晚间上医院不便，由其爱人用本法施灸。

灸后胸痛完全消失，原先压痛明显的区域能扪、能压，呼吸通畅。自此，每日灸1次，连续灸1周后，疼痛完全消除。因怕复发，又灸半月，之后再未发作。

肋间神经痛是指一个或几个肋间部位发生的经常性疼痛，常与胸椎以及肋骨、纵隔、胸膜病有关。表现为从胸背部沿肋间向前、斜下至胸腹前壁中线带状区疼痛，呈半环状分布，咳嗽、深呼吸或打喷嚏时疼痛加重。其疼痛性质多为刺痛或灼痛，沿肋间神经分布，并有发作性加剧。本病多表现为一侧，也有双侧。

家庭自灸对止痛和预防肋间神经痛的发作有较好的效果。

自灸处方

肋间神经痛

主穴：阿是穴、阳陵泉。

阿是穴位置：疼痛明显处。

操作：阿是穴用平面回旋灸法，按照疼痛的范围往复施灸，每次据面积大小灸 15～20 分钟，至疼痛明显减轻。阳陵泉，取患侧（如双侧痛，则双侧均取），用雀啄灸法，每穴灸 5 分钟左右。以局部皮肤出现明显的潮红为宜。每日灸 1 次，10 日为 1 个疗程。

注意事项

1. 原发性肋间神经痛极少见，继发性者多与病毒感染、毒素刺激、机械损伤及异物压迫等有关，如带状疱疹、脊柱退行性变、肿瘤等引起。所以一定要先去医院弄清病因，请医生针对病因治疗。

2. 阿是穴施灸时，患者可取侧卧位，最好由家属施灸，注意避免艾火脱落烫伤；灸阳陵泉时，患者取坐位即可自行灸疗。

四十二、脂肪肝

脂肪肝是由于脂肪在肝细胞内过度沉积所引起的一种病症。一般分为酒精性脂肪肝和非酒精性脂肪肝两大类。前者与酗酒有关，西方国家常见，我国也有增长的趋势。家庭灸法则主要用于非酒精性脂肪肝（以下简称脂肪肝），主要由肥胖引起。近些年来由于生活水平的提高，饮食结构的改变，使得脂肪肝的发病率迅速上升。据统计，我国目前人群中，脂肪肝的发病率已达到 5%～10%。单纯的脂肪肝多没有明显的症状，也不会引起肝硬化，但如不加防治，可进一步引起脂肪性肝炎，导致脂肪性纤维化、脂肪性肝硬化，甚至危及生命。因此它的防治已经越来越引起人们的关注。

灸法防治脂肪肝，可分两个方面，一是通过减肥来预防和改善脂肪肝，其取穴及灸法可参考"肥胖"一节；一是直接辅助治疗脂肪肝，本节主要介绍后者。

真 验 案

周先生，28岁，身高1.75米，体重81千克。典型宅男，迷恋电脑，常玩游戏至深夜，通常在半夜12时至凌晨1时，吃夜宵后入睡。偶上健身房，也是三天打鱼两天晒网。最近体检，发现体重超重，B超示轻度脂肪肝，其他指标尚正常。在家人规劝下改变生活方式的同时，他从网上购得一艾灸盒，每晚睡前灸神阙（肚脐）20分钟，并于23时左右入睡，不再吃夜宵。3个月后复查，体重降至78千克，肝脏恢复正常。

自灸处方

脂肪肝

主穴：神阙、丰隆。

配穴：足三里。

操作：用于预防，只选丰隆；用于辅助治疗轻度脂肪肝或儿童脂肪肝时取两个主穴，中、重度脂肪肝加配穴。下肢穴双侧均取，用纯艾条。丰隆用雀啄灸法，用于预防每侧穴灸5分钟，以局部出现红晕为宜；用于辅助治疗每侧穴5分钟（儿童）或10分钟（成人），以局部深红为宜。神阙，用平面回旋灸法，灸10～15分钟，至穴区周围皮肤潮红。足三里，用温和灸法，每侧穴5分钟。预防隔日1次；辅助治疗每日1次。1个月为1个疗程。随着症情的减轻，可以减少穴位和逐步延长间隔时间。

1. 脂肪肝的患者在用灸法防治的同时，一是要改变饮食结构，包括少吃高脂肪类、高胆固醇类食物，尤其是油炸、油煎食品。应限制食盐的摄入，多进食高蛋白质食物如豆腐、瘦肉、鱼虾等，以及新鲜蔬菜，特别是大蒜、洋葱等，适量多饮水也有一定帮助。二是减肥，保持标准体重。三是每日进行适当的锻炼，包括快走、游泳等，要持之以恒。

2. 神阙也可采用温灸盒施灸，温灸盒可以从网上选购，以圆盒型为佳，取长约 5 厘米的艾段，插在盒内的弯针上，点燃并合上外盖，置于穴区施灸。艾段燃完后，可根据情况再换一段。此法较方便安全。

3. 从已有的经验看，施灸时要求有较充足的时间，才能取得较好的效果。

四十三、胆石病

真 验 案

林先生，45 岁。经 B 超证实为胆囊结石，平时右上腹常有隐痛不适，如饱餐或过食油腻之后，症状更明显，有时还可诱发胆绞痛。经用本法自行灸疗（主、配穴同用），每日 1 次，10 余次后，症状消失，即使偶尔饱餐，也未出现明显不适。自灸 3 个月后，B 超复查，胆囊内结石数量有所减少，而胆绞痛再未发作。

胆石病指胆道系统的任何部位发生结石的疾病，以胆囊结石多见。多随着年龄增长，发病率也逐渐升高，女性明显多于男性。由于生活水平的提高、饮食习惯的改变、卫生条件的改善，我国的胆石症已由以胆管的胆色素结石为主逐渐转变为以胆囊胆固醇结石为主。胆石病急性发作时的胆绞痛，表现为突然发病，右上腹部痛或上腹剧烈疼痛、汗出、面色苍白、恶心呕吐，并可有程度不等的黄疸、发热。胆绞痛一般短暂，但也有延及数小时的。胆石病患者平时常见的症状为右上腹不适、隐痛，食后上腹部饱胀等。

家庭自灸，可以预防和控制胆绞痛的发作，也可以改善缓解期的各类症状。

自灸处方

胆石病

主穴：胆俞、期门。

配穴：阳陵泉、胆囊穴。

操作：用于预防胆绞痛或改善缓解期症状时仅用主穴，症状明显或胆绞痛发作加配穴。主穴二穴均用，配穴每次取一穴，二穴轮用。主配穴均取右侧。主穴采用热敏灸法，先用平面回旋灸2分钟，再用雀啄灸1分钟，最后用温和灸，每穴灸5～10分钟，以局部温热透入腹腔为佳；配穴用雀啄灸法，每穴施灸10分钟以上，以症状缓解为度。平时每日或隔日1次，1个月为1个疗程。胆绞痛急性发作或症状明显者，可每日2次，不计疗程，至症状消失为止。

注意事项

1. 本法有预防和辅治作用，但应当定期检查胆石情况，配合中西医疗法。

2. 平时应当按时规律三餐，重视吃早餐。多进食蔬菜水果，减少油腻食物的摄入。避免不合理的快速减肥，适当增加运动。

3. 胆绞痛发作时，如灸法不能明显改善症状，应赴医院治疗。

四十四、胃痉挛

　　黄女士，36岁。因天热，吃了一根冰棍，上腹部突然出现绞痛不止。黄女士痛得弯腰捧腹，用力按压可稍减轻疼痛。回家服用藿香正气水1瓶，疼痛没有减轻。由家人在中脘行回旋灸，灸至10分钟时觉有一股暖流进入腹部，随即疼痛缓解。又灸足三里，腹痛完全消失。

　　胃痉挛即胃部肌肉抽搐，是胃呈现的一种强烈收缩状态。主要表现为上腹部突发性剧烈腹痛，疼痛如刀钻、针刺，如灼如绞，往往向左胸部、左肩胛部、背部放射，还可伴有恶心、呕吐等。但疼痛消除后，可没有任何症状。

　　灸法主要用于缓解胃部痉挛和疼痛。

自灸处方

胃痉挛

　　主穴：中脘、足三里。

　　操作：主穴均取。疼痛辅治时先灸中脘，用热敏灸法，先用平面回旋灸法2分钟，灸时以中脘为中心，面积可大一些，再用雀啄灸1分钟，最后用温和灸。灸5～10分钟，以局部温热透入腹腔为佳，以疼痛明显缓解为度。足三里可双侧同灸，用雀啄灸，每侧5分钟左右。每日2次，或根据发作次数施灸。预防性灸用纯艾条作螺旋形回旋灸，灸时亦以中脘为中心，面积可大一些，灸10～15分钟，每日1次。

1. 值得重视的是，胃痉挛本身只是一种症状，不少胃病，如胃溃疡、胃炎等，患者都极易因胃部肌肉抽搐而出现胃痉挛。如果经常出现胃痉挛，应注意就医寻找原因，从根源上进行治疗。

2. 家庭灸治主要适用于功能性胃痉挛，但对上述器质性患者也有一定效果，可作为平时保健之用。

四十五、消化性溃疡

真 验 案

路先生，39岁。2年前在野外工作时因经常饥饱不匀，逐渐出现上腹部闷胀疼痛，且反复发作，时轻时重。多在饭后2小时左右出现，一直持续至下一次进餐，在进食后，疼痛可以完全消失。如此周而复始，以午餐及晚餐前多见。去医院经检查诊断为"十二指肠溃疡"。药物治疗后，症状明显好转，1个月前，因应酬喝醉酒而病情复发，不仅腹痛明显，而且伴恶心、嗳气等症状。服药后，效果也不如前。遂由家人采用本法施灸，主、配穴均取。每日1次，灸疗10次后，症状基本消失。改为隔日1次，至1个月左右停灸。之后，上腹痛偶有发作，均灸后即止。

消化性溃疡主要指发生于胃和十二指肠的慢性溃疡，故又称胃、十二指肠溃疡，是一种多发病、常见病。主要症状是疼痛，其特点为中上腹疼痛呈周期性长期反复发作。上腹疼痛发作可持续几天、几周或更长，继以较长时间的缓解。疼痛性质多呈钝痛、灼痛或饥饿样痛，可因休息、进食、服制酸药、以手按压疼痛部位、呕吐等方法而使疼痛减轻或缓解。整个病程平均6~7年，有的可长达一二十年，甚至更长。本病除中上腹疼痛外，尚可有唾液分泌增多、烧心、反胃、嗳酸、嗳气、恶心、呕吐等其他胃肠道症状。

家庭自灸对缓解疼痛和其他症状都有一定作用。

自灸处方

消化性溃疡

主穴：中脘、脾俞。

配穴：足三里。

操作：一般仅取主穴，病程长或身体瘦弱者可加配穴。主穴采用热敏灸法。取纯艾条先灸中脘，回旋灸2分钟，雀啄灸1分钟，再温和灸5～10分钟，以温热感透入腹内为佳；同法灸脾俞，双侧均取，技术熟练时可左、右手执2支艾条同时施灸，至温热感向背部放散。足三里用温和灸5～10分钟，以局部出现潮红为度。如在发作时施灸，可适当延长灸疗的时间，以灸至症状明显缓解或消失为宜。

本法在发作期每日1～2次，缓解期隔日1次或每周2次。一般不计疗程。

注意事项

1. 戒除不良生活习惯，保持乐观的情绪、规律的生活、避免过度紧张与劳累。在溃疡活动期症状较重时，应卧床休息几日乃至1～2周。

2. 有规律地定时进食，细嚼慢咽，避免急食。注意营养，不宜过饱。应戒烟酒，并避免辛辣食物、浓茶、咖啡及某些刺激性药物。

3. 消化性溃疡的疼痛一般较轻而能耐受，如持续性剧痛常常提示溃疡穿孔，应当立即去医院治疗。

四十六、功能性消化不良

真 验 案

梅女士，31岁，一年半前因朋友聚会暴饮暴食后，上腹部一直出现胀满不适及嗳气等症状。自服"食母生"等，症状可以缓解，但不久又反复发作。经医院多次诊疗，诊断为"功能性消化不良"，治疗后虽有好转，但饮食稍有不当即复发。日前，一次晚餐后出现上腹胀闷加重，恶心、嗳气，以至夜间无法安眠，药物治疗效果不佳。采用本处方灸法治疗，每日1次，经治1个月，症状大多消失。此后偶有不适，即给予施灸，可立时改善。

功能性消化不良又称消化不良，是指具有上腹疼痛胀满、早饱、嗳气、食欲不振、恶心、呕吐等不适症状，但经检查又排除器质性疾病的一组临床综合征。其中，早饱是指进食后不久即有饱胀感。上腹胀多发生于餐后，或呈持续性进餐后加重。早饱和上腹胀常伴有嗳气，恶心、呕吐并不常见。本病起病多缓慢，上述症状可经年累月持续性或反复发作，患者同时还伴有失眠、焦虑、抑郁、头痛、注意力不集中等精神症状。

家庭灸法能较好改善有关的各种症状。

注意事项

1. 保持良好的生活习惯，减轻精神压力，适当体育锻炼。

2. 合理饮食结构，不暴饮暴食，避免吃不易消化的食物及饮用各种易产气的饮料，如可乐等碳酸饮料。戒除烟、酒等。

3. 需要注意去医院进行确诊，以与器质性疾病鉴别。

自灸处方

功能性消化不良

主穴：中脘、天枢、脾俞。

配穴：公孙。

操作：主穴为主，效果欠佳时加配穴。主穴用热敏灸法，先回旋灸 2 分钟，再雀啄灸 1 分钟，最后施温和灸 10～20 分钟。施灸程序，先灸腹部，至温热感向腹内透入；再灸背穴，灸至温热感向背部扩散。公孙穴用雀啄灸法，灸 5～10 分钟。每日 1 次，到症状改善后，改为隔日 1 次或每周 2 次。

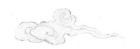

四十七、胃下垂

真 验 案

徐先生，41 岁。脘腹坠胀 3 年多，症状反复发作，劳累后加重。医院 X 线钡餐检查诊断为胃下垂。平时服用中、西药物。近来脘腹坠胀隐痛较前加重，时有胸闷、恶心，食量减少，疲乏无力，日益面黄肌瘦。在药物治疗基础上加本方施灸，主、配穴同用。经连续施灸 1 个月后，各种症状明显减轻，改为隔日 1 次。

胃下垂系一种胃位置异常所致的病症。正常人的胃在腹腔的左上方，直立时的最低点不应超过脐下 2 横指，其位置相对固定。而胃下垂患者的胃下缘可达盆腔，处于胃前缘的胃小弯弧线最低点，可降至髂嵴连线以下，以腹胀（食后加重、平卧减轻）、恶心、嗳气及胃痛（无周期性、节律性，疼痛性质与程度变化很大）等为主要临床表现。上述症状常常在进餐后、站立及劳累后发作或加重。以 30～50 岁患者多见，女性多于男性。

家庭自灸对减轻症状有较好的作用，但要求长期坚持。

自灸处方

胃下垂

主穴：中脘、神阙、气海。

配穴：百会。

操作：主穴均取，胃下垂症状较重者加配穴。主穴均用温和灸法，其中神阙穴用隔盐灸，即在肚脐上填满一层细盐再行施灸。每穴灸 10～15 分钟。灸百会时，取 1 枚大小适宜的生姜，用刀切成厚度为 2 毫米的薄片，放置百会上，然后用艾条温和灸法，每次灸 15～20 分钟。本法每日 1 次。症状减轻后，改为隔日 1 次或每周 2 次。

注意事项

1. 如有条件，饭后最好平卧半小时至 1 小时，避免剧烈运动。对症状较重者可以采用胃托或胶带等作为辅助治疗。

2. 养成良好的饮食习惯，定时定量，体瘦者应增加营养。

3. 加强腹肌锻炼，如做仰卧起坐等，以增强腹肌张力。平时应积极参加体育锻炼，如散步、练气功、打太极拳等。

4. 本病是慢性病，要坚持长期灸疗。

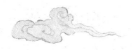

四十八、肠易激综合征

真 验 案

董先生，38岁。有反复腹痛、腹泻史，已经5年。医院诊断为肠易激综合征，治疗后虽有好转，但反复发作。最近半月来，因家事不顺，症状加重。以左下腹疼痛为主，并有压痛，每日腹泻4～5次，呈稀糊状。经用本方家庭自灸，每日1次，30次后，下腹痛已消失，大便黄软成形、每日1次。继续巩固灸治，隔日1次，再灸1个月，情况良好。

肠易激综合征，是一组持续或间歇发作，以腹痛、腹胀、腹泻、便秘、烧心、恶心、呕吐等为临床表现的肠道功能紊乱性疾病。起病缓慢，间歇性发作；病程长但全身健康状况不受影响；症状的出现或加重常与精神因素或应激状态有关；白天明显，夜间睡眠后减轻，常反复发作，症状时轻时重。它是功能性胃肠疾病中最常见的疾病之一，患者以中青年人为主，发病年龄多见于20～50岁，女性较男性多见。

家庭灸法对本病有一定辅助治疗效果。

自灸处方

肠易激综合征

主穴：足三里、神阙、大肠俞。

操作：三穴均取，两侧穴位同用。腹部穴采用热敏灸法：以纯艾条先回旋灸2分钟，再雀啄灸2分钟，再在距皮肤2～3厘米处用温和灸，其温热感以患者能耐受为宜，施灸5～10分钟，以温热感透入腹部为佳。足三里用温和灸法，至穴区皮肤潮红为度。每日1次，30日为1个疗程，疗程间隔3～5日。

1. 本病常因抑郁、恼怒或精神紧张等因素而发病，所以在治疗的同时，需解除患者的紧张、抑郁、焦虑等情绪。

2. 忌食生冷及辛辣刺激性食物。

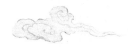

四十九、慢性溃疡性结肠炎

真 验 案

陈先生，39岁，4个月前因受凉而致腹痛、腹泻、黏液脓血便，并有里急后重、左下腹压痛明显等症状，一直反复发作。经医院纤维结肠镜检查，诊断为溃疡性结肠炎。服用西药，症状有所减轻，但腹泻仍未能控制。配合使用本处方自行灸疗，每日1次，半月后腹泻减少到每日2次，粪便成形，里急后重亦减，脓血便消失。继续施灸1个月，症状基本消失，停用西药。又灸2个月，经医院纤维结肠镜复查显示：临床痊愈。

慢性溃疡性结肠炎，也叫特发性结肠炎、慢性非特异性溃疡性结肠炎。临床表现为腹痛、腹泻，粪中含血、脓和黏液，常伴有里急后重，便后腹痛可暂时缓解。这是一种慢性病，不仅病程日久，反复发作，患者还可以出现贫血、消瘦、低热等现象。本病一般起病缓慢，少数可以急性发病。不同患者的病情往往轻重不一，发作的诱因有精神刺激、过度疲劳、饮食失调及继发感染等。本病可能与免疫、遗传、感染及精神因素等有关。以青壮年多见，男稍多于女。

灸法对本病有较好的预防和控制发作的作用。

自灸处方

溃疡性结肠炎

主穴：大肠俞、天枢、上巨虚。

配穴：气海、足三里。

操作：一般只取主穴，病程长、身体虚弱者，可再加配穴。腹部和背部穴用热敏灸法，每穴先回旋灸2分钟，再雀啄灸2分钟，最后用温和灸5~10分钟，以温热感透入腹内或向背部扩散为佳。下肢穴用雀啄灸法，每穴均灸5分钟，以局部潮红为度。每日或隔日1次。1个月为1个疗程。

注意事项

1. 慢性溃疡性结肠炎病程长，易反复发作，因此要求长期坚持施灸。

2. 本方也适合各种原因引起的慢性腹泻。

3. 重视饮食卫生，不吃生冷、坚硬及变质食物，不喝酒，不吃辛辣刺激性强的调味品。

4. 少食多餐。为减轻肠道负担，宜以少食多餐方式补充营养。可选择容易消化的细面、小馄饨、嫩菜叶、鱼、虾、蛋及豆类制品等，使肠道得到休息。

五十、便秘

便秘是临床常见的复杂症状，而不是一种疾病。主要是指便意少，排便次数减少，粪便量减少、干结、坚硬，排便艰难、费力及排便不净感等。便秘多伴有腹痛或腹部不适，部分患者还伴有失眠、烦躁、多梦、抑郁、焦虑等精神心理障碍。必须结合粪便的性状、本人平时排便习惯和排便有无困难，作出有无便秘的判断，如超过6个月，即为慢性便秘。

家庭灸法有一定的通便功效。

真 验 案

戴女士，40岁。20年来经常五六日大便1次，大便艰涩。数月来症状加重，延至6～10日才大便1次。患者感到腹部胀满，食欲不振，腰膝酸软，四肢欠温。服用中、西药物，服时有效，一旦停服，便秘就又发作。此次因为便秘多日，由家人试用灸法辅治。采用本自灸处方，每日1次。艾灸至第3次后，大便开通，下颗粒状便并夹有黏液。继续灸10次后，每日有大便，其他症状亦逐步消失。为巩固疗效，又灸1个月，大便保持正常，再未见复发。

自 灸 处 方

便秘

主穴： 天枢、大肠俞、上巨虚。

操作： 上穴双侧均取。腹部穴采用热敏灸法，先以回旋灸法2分钟，再以雀啄灸法2分钟，最后用温和灸法5分钟。以腹、背部穴热感透至腹腔为佳。上巨虚用温和灸5～10分钟，至穴区局部潮红。每日1次，15日为1个疗程。

注意事项

1. 避免进食过于精细、缺少残渣的食品，增加对结肠运动的刺激。

2. 滥用泻药会使肠道的敏感性减弱，形成对某些泻药的依赖，造成便秘。因此一定要控制使用。

3. 建议患者每日至少喝6杯250毫升的水，进行中等强度的锻炼，养成良好的排便习惯，每日定时排便。

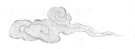

五十一、尿失禁

真 验 案

王女士，51 岁。患者小便不禁 10 余年，每当咳嗽、行走或活动时小便自遗，劳累后上述症状加重，伴头晕眼花、腰膝酸软、小腹冷痛。医生诊断为压力性尿失禁。近因症状加重，在服用中药同时，由家人为其施灸。采用本方辅治 15 次，症状即基本控制。继续灸 15 次，前后共 1 个月，症状完全消失。为巩固效果，又灸 1 个月。之后，再未见复发。

尿失禁是指人清醒时小便自出不觉或难以自制，以压力性尿失禁常见。多由于尿道括约肌松弛，当患者咳嗽、大笑、打喷嚏等使腹压突然升高时，有少量尿液可不自主排出，尤以 50 岁以上的妇女居多，因为老年人尿道括约肌有退行性变。青壮年妇女由于功能性尿道括约肌松弛或妊娠子宫压迫膀胱，也可发生本病。

家庭灸法有一定治疗效果。

自 灸 处 方

尿失禁

主穴：中极、次髎。

操作：二穴均取。用热敏灸法，先灸次髎，双侧同取，被灸者俯卧，用平面回旋灸法，范围可扩大至整个骶部，每次灸 5 分钟；继而雀啄灸 2 分钟，温和灸 5~10 分钟；再采用仰卧姿势，灸中极穴，同上述灸法。均以温热感透入下腹腔内为佳。每日 1 次，1 个月为 1 个疗程。

1. 适当进行体育锻炼和盆底肌群锻炼。最简便的方法是每天清晨下床前和晚上上床平卧后，各做 50~100 次紧缩肛门和上提肛门活动，以改善尿失禁症状。

2. 注意饮食清淡。多食含纤维素丰富的食物，防止因便秘而引起的腹压增高。

3. 防止尿道感染，保持有规律的性生活等。

五十二、尿潴留

真 验 案

夏女士，30 岁。此次生产后，小便一直不畅，常有尿潴留，重时须有家庭医生为其导尿治疗。身体日渐消瘦，情绪十分低落。经中医诊疗后，给服五苓散、八正散等效果亦不明显。家属经向笔者咨询后，配用本法施灸神阙，每日 1 次，首次灸后，患者即有较明显尿感，并排尿。10 次后治愈。

尿潴留，是指膀胱内充满尿液而不能正常排出的一种病症。分为急性尿潴留和慢性尿潴留两类。急性尿潴留起病急骤，膀胱内突然充满尿液不能排出，患者十分痛苦。慢性尿潴留起病缓慢，病程较长，下腹部可触及充满尿液的膀胱，但患者不能排空膀胱。慢性尿潴留多表现为排尿不畅、尿频，常有尿不尽感，有时有尿失禁。

急性尿潴留，病情急重者一般需急症处理，灸法可作为辅助治疗方法。慢性尿潴留，多由膀胱颈以下梗阻性病变引起的排尿困难发展而来。在应用灸法的同时，一般要先治疗原发病。

自灸处方

尿潴留

主穴：神阙。

操作：取葱白洗净，捣烂成泥，用手压成3毫米厚、直径约5厘米的圆饼备用。先将炒黄的食盐放入神阙穴填平，将葱饼置于盐上，以纯艾条点燃后隔饼作温和灸，艾条缓缓接近穴区，使火力由小到大。待皮肤有灼痛感，可稍上提艾条，直至温热导入腹内。如有尿意，可继续灸2～3分钟。急性尿潴留者每日灸2～3次，慢性尿潴留者每日1次。

注 意 事 项

1. 可用语言暗示、流水声诱导以及下腹热敷等法，促使患者自行排尿。

2. 急性尿潴留者如灸法无效，应采取导尿等措施引流尿液。

五十三、前列腺肥大

前列腺肥大症也叫前列腺增生症，是引起中老年男性排尿障碍原因中最为常见的一种良性疾病。临床表现为尿频、尿急、尿失禁、夜尿多、排尿困难或无力、小便分叉，有排尿不尽感觉。严重时可出现尿线变细、尿流中断或尿滴沥、血尿、尿潴留等症状。本病发病年龄多在50岁以上，随着年龄增长发病率也逐渐提高。

家庭自灸能在一定程度上改善症状。

　　雷先生，71岁。尿频，排尿不畅，小便后滴沥不尽8年。经医院诊断为前列腺肥大症，用药后症状有所减轻。但近1年来症状加重，夜尿每晚要8~10次，严重影响睡眠，并感到小腹坠胀、腰酸肢冷，食欲不振，大便稀薄。药物治疗效果不明显。经劝说后，由家人为其施灸，本方中穴位中极、次髎、三阴交均取，加灸足三里。灸治1个月后，夜尿减为3~4次，食欲明显增加，大便成形。继续灸2个月后夜尿仅1~2次，大便、食欲都基本正常，改为仅用主穴，隔日1次，巩固效果。

自灸处方

前列腺肥大

　　主穴：中极、次髎。

　　配穴：三阴交。

　　操作：症状较轻者，仅用主穴，较重者加配穴。腹背穴用热敏灸法，先灸中极穴，以平面回旋灸法灸2分钟，雀啄灸2分钟，再用温和灸，每次灸5~10分钟，以温热感向下腹腔内扩散为宜；次髎灸法同上，其中回旋灸的范围可扩大至整个骶部，灸至温热感向骶部扩散。灸三阴交时双侧同取，用雀啄灸法，每侧穴灸5分钟，至穴区潮红。每日1次，1个月为1个疗程。

　　1. 戒烟限酒，饮食宜多食用新鲜水果、蔬菜、大豆制品，忌辛辣刺激食物。

　　2. 切忌长时间憋尿，以免损害逼尿肌功能。尽可能少骑自行车，减少对前列腺部位的压迫，以免加重病情。切忌过度劳累，可适度进行体育活动，有助于增强机体抵抗力，并可改善前列腺局部的血液循环。

五十四、慢性前列腺炎

真 验 案

刘先生，28岁，未婚。排尿时一时间不能排出，淋漓不尽，会阴坠胀已有6年余。阴囊潮湿，时轻时重，未引起重视。3个月前出差归来，旅途劳乏，引起重感冒。病未痊愈，复饮酒受寒。继而出现尿频、尿急、尿痛（灼热感），尿浊色黄，小腹坠胀，腰酸腿软，左侧睾丸酸胀、疼痛，头昏、乏力、记忆力下降等多种症状。经医院检查诊断为慢性前列腺炎急性发作，以中、西药调治及野菊花栓治疗等有一定效果。同时，辅以本方主、配穴进行施灸，每日1次，灸治5次后，前列腺炎急性发作症状基本控制。遂自行悬灸会阴，1个月后，症状全消，又巩固2个月。后未再发。

前列腺炎是男性前列腺体组织的一种炎症性疾病，是成年男性最常见的泌尿系病症之一。分急性、慢性两类，而以后者多见，后者是家庭自灸的主要对象。慢性前列腺炎主要表现为盆骶疼痛和排尿异常。盆骶疼痛一般位于耻骨上、腰骶部及会阴部，如会阴坠胀等；排尿异常则有尿频、尿急、尿痛等尿路刺激症状和排尿不畅、尿后滴尿，或滴出白色分泌物等。也可引起遗精、早泄、阳痿，并伴有头晕、乏力等全身症状。

注 意 事 项

1. 忌烟酒，忌过食辛辣油腻不易消化的食物。

2. 养成良好、规律的生活习惯，加强锻炼，劳逸结合。避免憋尿、久坐或骑车时间过长。性生活规律。

3. 注意前列腺部位保暖。调节情志，保持乐观情绪。适度按摩前列腺。

自灸处方

慢性前列腺炎

主穴：会阴。

配穴：中极、三阴交。

操作：一般只取主穴，症状较重或用主穴效果不明显时，加用配穴。会阴穴处用雀啄法灸之，灸至穴位周围皮肤出现红润有痒感为度。灸5~10分钟。灸中极时用回旋灸法，至穴区潮红，如有温热感向小腹部或会阴部放散更佳。每日1次，30次为1个疗程，疗程结束如有明显好转，可改为每日1次。

五十五、阳痿

真 验 案

褚先生，32岁，最近2年来，因工作压力大，逐步出现性欲减退，阴茎勃起障碍。近1个月来，症状加重。因不愿去医院诊疗，遂在家自行灸治。仅用主穴阿是穴，每日1次，灸6次后，阴茎已举，但举而不坚。继续灸主穴，并由家人配合按摩配穴，每日1次，11次后，性功能完全恢复。改为每周3次，又巩固10次。再未发病。

阳痿，又称勃起功能障碍。是指男性虽有性欲要求，但阴茎不能勃起，或勃起程度不足，以致妨碍进行正常性生活的一种病症。可分功能性阳痿和器质性阳痿两类，前者占50%~70%，为家庭自灸的主要治疗对象，其原因与多种精神因素有关。器质性阳痿则由于解剖原因、药物及其他疾病的影响所致，应当到医院积极治疗原发病。

家庭自灸有一定效果，且适合本病辅治。

自灸处方

阳痿

主方：阿是穴。

配方：肾俞、关元。

阿是穴位置：阴茎头部。

操作：可先取阿是穴施灸，如效不佳可加用配穴。灸阿是穴时，用温和灸法。翻开包皮，使龟头完全暴露，在龟头上放一块折叠的医用布（以免艾灰跌落烫伤龟头），将艾灸条的一端点燃，对准龟头，在约距3厘米处施灸，使龟头部有温热感，而无灼痛。一般1次温灸10分钟，切勿烤坏龟头或把烧灰落入龟头。对备用穴，以艾条作回旋灸，每穴灸5～10分钟，以局部红、热为度。灸后以双拇指点按肾俞，以小鱼际滚动按摩5分钟；以示指点按关元，再以手掌顺时针旋转按摩5～15分钟。每日1次，15日为1个疗程，疗程间隔3～5日。症状好转后，可隔日1次进行巩固。

注意事项

1. 灸疗期间禁止房事或手淫。

2. 要求戒烟酒。解除焦虑、紧张、抑郁，和谐夫妻感情等。

3. 了解性知识。

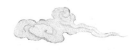

五十六、腹股沟疝

真 验 案

　　周老先生，94岁。有腹股沟疝病史，平时发作可自行回纳。因患者高龄，未行手术或药物治疗，仅使用腹带外束患部。此次，无明显诱因突发右侧腹股沟疝，每日发作5~6次，发作时疼痛难忍，双足轻度水肿，并影响睡眠，致使情绪急躁。医院考虑患者高龄，手术风险较大，应用保守治疗。同时，由家属以本法灸治，主、配穴同用。经治当日发作次数减为2次，疼痛明显减轻。第2日未见发作。每日1次，连续灸治10日，再未见发作。改为仅用主穴，隔日灸1次，巩固治疗。

　　疝气，是指人体内某个脏器或组织离开其正常解剖位置，通过先天或后天形成的薄弱点、缺损或孔隙进入另一部位的一种病症。其中以发生在下腹壁与大腿交界的腹股沟区的腹股沟疝最为常见。临床表现：腹股沟区出现一个肿块，开始肿块较小，仅在患者站立、劳动、行走、跑步、剧咳时出现，平卧或用手压时肿块可自行回纳、消失。一般无特殊不适，仅偶尔伴局部胀痛和牵涉痛。随着疾病的发展，肿块可逐渐增大，且难回纳，可造成行走不便和影响劳动。本病在老年人中多见，若不及时治疗，还容易引起严重并发症。

　　家庭自灸有一定预防和控制的作用。

注 意 事 项

　　1. 本法一般用于可回纳的腹股沟疝，平时可用疝带、疝托等防护。

　　2. 对难复性疝则应争取在短期内手术，嵌顿性疝和绞窄性疝必须采取急诊手术治疗，以免造成严重的后果。

自灸处方

腹股沟疝

主穴：三角灸。

配穴：大敦。

三角灸穴位置：以患者两口角之间的长度为一边，作等边三角形，将顶角置于患者脐中（神阙穴），底边置水平线，两底角处是穴。

操作：主穴必取，配穴用于症状较重者。取纯艾条或药艾条，对准三角灸穴部位施热敏灸。先回旋灸2分钟，再雀啄灸2分钟，最后在距离皮肤2～3厘米处施温和灸，使患者局部有温热感而无灼痛为宜，灸10分钟，以温热感向腹腔传导为佳。配穴双侧均取，用雀啄灸法，每侧施灸5分钟，至皮肤潮红为度。每日1次，10次为1个疗程，疗程间停治3日，继续灸1个疗程。

五十七、脱肛

真 验 案

钟女士，68岁。于4年前患痢疾后久泻不愈，以致脱肛。近3个月来症状加重，每逢咳嗽或大便必脱肛，而且脱肛后不能自行回纳，必须由他人帮助还纳。近1个月来肛门口有黏液流出，肛门坠胀、疼痛和里急后重，并伴有头晕目眩。经医院治疗已控制了流黏液，但其他症状还存在，由家人按本方配合施灸。因考虑患者身体虚弱，主、配穴同取。每日治疗1次，12次后，脱肛由他人帮助还纳转为自行回纳。1个月后，只有在用力大便时才发生脱肛，而且脱出部分很短。改为隔日1次，又施灸2个月，加以巩固。

脱肛，又叫直肠脱垂，是指肛管、直肠甚至乙状结肠下端向下移位突出于肛门外的一种病症。本病症的特点是：起病缓慢，早期感觉直肠胀满，排粪不净，肛门口有黏液流出，便血、肛门坠胀、疼痛和里急后重，有时伴有腰部、下腹部或会阴部酸痛不适。以后感觉排便时有肿块脱出，便后可自行缩回，至疾病后期，咳嗽、用力或行走时都会脱出，需用手托住肛门。如直肠脱出后未及时托回，可发生肿胀、溃疡、炎症，甚至绞窄性坏死。直肠脱垂以儿童及老年人多见，在儿童是一种自限性疾病，多数在 5 岁前自愈，故以非手术治疗为主；成人完全性直肠脱垂较严重者，应以手术治疗为主。

灸法用于小儿脱肛和成人不完全直肠脱垂者的辅助治疗。

自灸处方

脱肛

主穴：百会、长强。

配穴：足三里。

操作：主穴均用，配穴用于老年人症状明显者。主穴用雀啄灸法。令患者端坐，分开头发暴露百会，持点燃的艾条，对准穴位施灸 15～20 分钟。自觉局部发热，有向下传导的感觉为佳。灸长强穴时，让患者取俯卧位，手持点燃艾条对准穴位，行雀啄灸大约 15 分钟，使肛门有向上收缩的感觉。足三里用温和法灸，至患者自觉有灼热感，每次 10 分钟，以局部明显潮红为度。

注意事项

1. 可配合提肛门运动：静坐，放松，将臀部及大腿用力夹紧，合上双眼；吸气时，向上收提肛门，提肛门后稍闭一下气，然后配合呼气，全身放松。每次练 90 下。一日 3 次，可在便后和睡前各进行 1 次。还可以进行快速收缩肛门运动，每分钟进行 30 次，一日可作 2 次。

2. 饮食宜清淡，多饮水，多食水果、蔬菜和纤维性食物，尤其是香蕉、蜂蜜类润肠通便食物。不要久站久坐。每日定时大便，保持肛门的清洁。

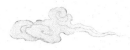

五十八、肛门瘙痒症

真 验 案

　　王女士，32岁。近年来肛门部一直有轻度的痒感，因不好意思就医，自行用热水和香皂反复清洗，非但无效果，反使痒感增加，尤其以晚间明显。听人说可能是湿疹，又自行涂抹药膏，也未见效。此次，月经后症状加重，肛门部瘙痒剧烈并潮湿，夜间加重，难以入眠。经医院皮肤科诊断为肛门瘙痒症，用药后略有减轻。由家人配合用本处方施灸，灸后当晚即无明显痒感，可以安眠。每日灸治1次，10次后，症状完全消失。

　　肛门瘙痒，是一种常见的局部瘙痒症。肛门部有时会有轻微发痒，是正常现象；如瘙痒严重，经久不愈，则成为瘙痒症。肛门瘙痒症一般只限于肛门周围，有时可蔓延到会阴、外阴或阴囊后方。瘙痒常时轻时重，有时刺痛或灼痛，有时如虫行蚁走，有时如蚊咬火烤，有时剧痒难忍，入夜更甚，令人坐卧不安。由于瘙痒使皮肤溃烂、渗出、结痂，长期不愈，致肛周皮肤增厚，皱襞肥厚粗糙呈放射状褶纹，发生苔藓样变、色素沉着或色素脱失，蔓延至会阴、阴囊、阴唇或骶尾部。患病日久，易继发皲裂。久之可引起神经衰弱，夜不成眠。本症多发生在中老年，20岁以下的青少年较少，很少发生于儿童。男比女多见，习惯安静和不常运动的人易发生这种瘙痒症。

　　家庭自灸有较好的止痒效果。

注意事项

　　1. 患者应注意保持肛门的卫生、干爽，温水清洗后，用柔软的纸巾轻轻擦干。忌用热水烫洗和用肥皂反复清洗肛门，这样会洗掉肛周皮脂，破坏肛门皮肤环境，引起肛门瘙痒。另外过多使用肥皂，特别是碱性强的肥皂，也易刺激肛周皮肤，引起肛周瘙痒。

　　2. 一旦患有肛门瘙痒，切不可用手抓，这样会使瘙痒加重并可造成局部皮肤继发感染。

自灸处方

肛门瘙痒症

主穴：阿是穴。

阿是穴位置：病灶局部。

操作：先令患者将大便排空，肛门局部洗涤清洁，取侧卧位。以纯艾条，用回旋灸法，在肛门周围皮肤瘙痒区域来回往复施灸，灸至皮肤略发红，每次20～30分钟，患者略感局部温热微麻即可。如温热透达深部或温热感沿大腿内侧向下传导，或沿腰椎传导至盆腔内效果更好。每日1次，不计疗程，症状消失后，改为隔日1次。

五十九、痔

真 验 案

王先生，45岁，有内痔10多年。开始时无明显症状，只有在吃辣椒后可出现肛门不适和便血，自行温水坐浴后即可消除。近年来，不仅常有便血，而且排便时痔块脱出肛门，排便后自动还纳，逐渐至痔脱出后需用手辅助还纳。昨日，因饮食不当加之劳累，痔块脱出肛门外，不能还纳；并出现便血、疼痛不适、瘙痒和有黏性分泌物流出。经医院诊断为嵌顿痔，经治疗后，症状减轻，但痔块尚未能回缩。于是由家人配合本法施灸，灸后约4小时，内痔痔核缩小1/3，经手辅助还纳回肛内。每日灸治1次，10次后，便血已消，便后虽有痔核脱出，但可自行回纳。续灸1个月后，便血及痔核脱出症状均已消除。

痔又名痔疮，是一种常见的肛肠疾病，按发生部位的不同分为内痔、外痔、混合痔。其中内痔无疼痛，仅有坠胀感，主要表现为便血，便血的性质一般为无痛、间歇性、便后鲜血，便时滴血或手纸上带血，便秘、饮酒或进食刺激性食物后加重。当内痔合并血栓形成、嵌顿、感染时，患者才出现疼痛。外痔患者平时无特殊症状，发生血栓及炎症时可有肿胀、疼痛。混合痔则兼有二者的症状。任何年龄都可发病，但随着年龄增长，发病率逐渐增高。

灸法主要用于痔发作期的治疗，并有比较确切的效果。

自灸处方

痔

主穴：阿是穴。

阿是穴位置：病灶区。

操作：患者取左侧卧位，暴露肛门。最好用1%新洁尔灭将肛门部位特别是病灶区清洗、消毒干净，也可用冷开水或净水清洗擦干。但不宜用酒精消毒，以避免刺激局部黏膜。点燃艾条一端，对准阿是穴约距3厘米处进行温和灸，以患者局部有温热感而无灼痛为宜。每次灸10分钟，每日1次。灸至症状完全消失，再巩固灸治数次。

注意事项

1. 注意饮食，忌酒和辛辣刺激食物，增加纤维性食物，多摄入果蔬，多饮水；改变不良的排便习惯，保持大便通畅，养成定时排便的习惯；必要时服用缓泻剂，便后清洗肛门。避免久坐久立。

2. 保持肛门周围清洁，常做提肛运动（参见"脱肛"节）。睡前温热水（可含高锰酸钾）坐浴，每次约20分钟。

3. 对于脱垂型痔，注意用手轻轻托回痔块，静卧半小时，以阻止再度脱出。

背腰四肢病症

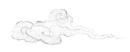

六十、颈椎病

真　验　案

吕女士，36岁，颈项强痛反复发作近2年，经医院拍X片及多种检查，诊断为颈椎病。近来因织毛衣时间过长，症状加重，出现上肢麻木及右手拇、示、中指麻木，颈项疼痛、不能转侧，昼轻夜重。经医院治疗后，症状有所缓解，配合上法施灸，10次后，症状明显减轻，头部活动自如，唯手指尚有轻度麻木。复灸1个月后，症状消失。

自灸处方

颈椎病

主穴：阿是穴。

配穴：大椎。

阿是穴位置：颈椎或两侧压痛明显处。

操作：主穴为主，症状重时加配穴。阿是穴用热敏灸法，先沿颈椎两侧作较大范围的平面回旋灸，2～5分钟，再在压痛最明显处作雀啄灸，每点约2分钟，最后温和灸10分钟，使温热感透入项背部。大椎穴，温和灸5～10分钟。每日1次，10次为1个疗程。症状减轻后可隔日1次。

颈椎病，是指因颈椎间盘退行性病变，继发上、下椎体骨质增生，压迫邻近的神经根、脊髓、交感神经、血管所引起的涉及颈、肩、上肢等部位的一系列症状。临床上分为多种类型，颈型是颈椎病中最轻的一型，以枕颈部痛、颈部活动受限、颈肌僵硬及有明显压痛点为主要特征；神经根型临床颇为常见，表现为颈肩疼痛，并放射至臂部或手指，颈部活动受限，重者可出现指麻无力及耳鸣头晕等症。这两种类型不仅常见，而且也适宜家庭自灸。

注意事项

1. 重在预防：首先，要保持正确的姿势。长期的姿势不良是引起颈椎病的主要原因。包括伏案书写、侧身歪斜地看书、趴在桌子上睡觉、用脖子夹电话等。其次，无论什么姿势都不要长时间保持，半小时或一小时应该活动下身体，避免肌肉僵硬。试着用脑袋写个"凤"字，就是很好的颈部体操了。最后，避免颈部受凉，避免背过重的单肩包、戴过重的挂件，避免使用过高、过低、过硬的枕头。对女性来说，还要避免穿不合身的内衣。

2. 配合用热毛巾和热水袋局部外敷，以改善血液循环、缓解肌肉痉挛、消除肿胀，减轻症状。但急性期患者疼痛症状较重时不宜作温热敷治疗。

六十一、肩关节周围炎

真 验 案

马先生，61岁。右肩关节因受凉后发生疼痛及活动受限制2星期，痛甚时夜间难以入睡。到医院检查，确诊为肩关节周围炎，经用局部封闭及红外线照射等治疗，当时疼痛有所减轻，但第二日又恢复原状。由家人用本方自行灸治，灸后明显感觉患肩舒适。每日1次，20次后，全部症状消失，活动自如。

肩关节周围炎，简称肩周炎，是肩关节周围肌肉、韧带、肌腱、滑囊、关节囊等软组织损伤、退变而引起的关节囊和关节周围软组织的一种慢性特异性炎症。临床特点是胳膊一动就痛，不动不痛或稍痛，梳头、穿衣、提物、举高都有困难。发作严重时可疼痛难忍、夜间更甚。初起时因畏痛而不敢活动，久则产生肌肉粘连和挛缩，活动受限，尤以外展、上举、背伸时明显，严重时肩关节失去活动能力。本病起病缓慢，病程较长，一般在1年以内，更长者可达到1～2年。本病多见于50岁左右，女性多于男性。灸法对早、中期肩关节周围炎有较好的辅治作用。

自灸处方

肩关节周围炎

主穴：肩髃、肩髎、天宗。

配方：曲池。

操作：一般只取主穴，症状较重者加配穴。主穴均用热敏灸法，先回旋灸2分钟，再雀啄灸2分钟，最后用温和灸5分钟，以温热向关节腔内透入为佳。曲池，用温和灸5～10分钟。灸后嘱被灸者最大限度活动患肢10分钟，包括上举、外展、后伸、后弯等动作。每日1次，15次为1个疗程。

注意事项

1. 注意防寒保暖，特别是避免肩部受凉。加强功能锻炼，包括爬墙练习、打太极拳以及双手摆动等运动，但要注意运动量，以免造成肩关节及其周围软组织的进一步损伤。

2. 纠正不良姿势。经常伏案、双肩经常处于外展状态工作的人，应注意调整姿势，避免长期的不良姿势造成慢性劳损和积累性损伤。

3. 已发生肩周炎者除积极治疗患侧外，还应对健侧进行预防。研究表明，有40%的肩周炎患者患病5～7年后，对侧也会发生肩周炎；约12%的患者会发生双侧肩周炎。所以，对健侧也应采取有针对性的预防措施。

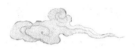

六十二、肱骨外上髁炎（网球肘）

真　验　案

苏女士，41岁。患肘痛3月余，当时没有引起重视。近来因洗被褥而加重，疼痛向前臂放射，影响工作及日常生活。右肘肱骨外上髁处压痛明显，局部微肿，做前臂旋前动作时疼痛加剧。经医院诊断为右肘肱骨外上髁炎（网球肘）。经外贴膏药治疗，未见明显效果。于是，自行用本方灸治，每日1次。灸5次后，肱骨外上髁处仅轻微压痛。继用上法，又灸10余次，患肘疼痛已完全消失。为巩固疗效，续灸8次，再未复发。

自灸处方

网球肘

主穴：阿是穴。

阿是穴位置：压痛最明显点。

操作：通过反复按摸，找到阿是穴。先以皮肤针作轻度反复叩刺，至局部红润。再取新鲜老姜，用姜片在痛点周围反复擦抹，使局部皮肤红润。然后取0.5厘米厚的姜片，用针刺数个致密细孔后置于阿是穴上，用艾条行隔姜温和灸，灸至局部皮肤烫热且能耐受为度。每次灸20分钟，每日1次，10日为1个疗程，疗程间隔2～3日。

肱骨外上髁炎，一般称网球肘。是肘关节外上髁部附近的局限性疼痛，影响伸腕和前臂旋前功能的一种慢性、损伤性炎症。临床表现为肘关节外侧疼痛，用力握拳及前臂作旋前伸肘动作（如绞毛巾、扫地等）时可加重，局部有多处压痛，而外观多无异常。一般压痛点在肱骨外上髁、桡骨小头以及腕伸肌的肌间沟。严重者手指伸直、伸腕或执筷动作时即可引起疼痛。

家庭自灸有较好的治疗效果。

注意事项

1. 注意预防，平时电脑打字、料理家务前，要充分做好热身运动，特别是作手臂和手腕的内旋、外旋、背伸练习。每次活动后，要重视放松练习。最好是按摩手臂，使肌肉更加柔软、不僵硬，保证手臂肌肉协调性。

2. 发病后，避免引起患处疼痛的活动，疼痛消失前不要运动。可辅助冰敷肘部外侧1周，每日4次，每次15～20分钟。毛巾包裹冰块时不要使冰块接触皮肤，以免冻伤。

六十三、腕管综合征

真 验 案

陈女士，30岁。2个月前觉右手中指发麻，尤其在使用电脑后明显，休息后缓解。近半月来症状加重，不仅发麻的部位扩至小指以外的四指，而且晚间常因麻痛而醒。经医院肌电图检测诊断为腕管综合征，保守治疗效果不明显，建议手术。采用本处方灸法自行操作，主、配穴都取，每日1次，7次后，症状明显减轻，夜间再未麻醒。15次后，症状全部消失，经肌电图检测未见异常。又隔日1次，巩固灸疗10次。并注意减少使用电脑，症状再未发作。

腕管综合征是正中神经在腕管内被压而表现出的一组症状与体征。其临床主要表现为拇指、示指、中指、环指桡侧麻木、疼痛，以中指为甚。有时可迫使拇指外展，对掌无力，其余手指的感觉功能正常。夜间或清晨症状最重，特别是夜间手指麻醒者很多见，适当抖动手腕可以缓解症状。将患者手腕曲腕 1 分钟左右，或用手指叩击腕部就可以引发手指麻木，有利于帮助诊断。

近年来电脑普及，鼠标、键盘的使用成了本病的又一个重要的新病因，使本病的发病率明显提高。家庭灸治对本病有较好的效果，特别是疾病早期。

自灸处方

腕管综合征

主穴：大陵。

配穴：内关。

操作：一般仅用主穴，症状重或单用主穴效果不满意者，可加配穴。可自行施灸。对患侧穴区宜先用皮肤针轻度叩刺至局部潮红。再取新鲜老生姜 1 块，切成厚约 3 毫米的薄片，在中心处用细针穿刺数孔，以艾条隔姜行温和灸。灸端距姜片的距离以局部有明显温热感为宜，如出现热痛感，可将姜片连同艾条向上略略提起，稍停，放下再灸。对内关，以一般温和灸法。每次每穴灸 10～15 分钟，以灸至局部皮肤潮红湿润为度。每日 1 次，10 次为 1 个疗程，间隔 3 日再行第 2 个疗程。

注意事项

1. 手指及腕部劳动强度过大时应注意休息，特别是使用电脑者。在叩击键盘前后放松腕部，充分活动腕关节，有助于防止本病的发生。

2. 本病易复发，症状消失后，要坚持巩固一段时期。

六十四、急性腰扭伤

真 验 案

吕先生，32岁。一天前，在搬一笨重家具时突然感到腰部一闪，即出现剧烈疼痛，且无法站立。当即送当地社区卫生中心，被诊断为急性腰扭伤。理疗和贴敷膏药后症状减轻，可自行返回。但今天早晨腰痛又加重，且活动不便，以致难以起床。由家人用本方施灸，灸后当即感轻松异常，可下床行走。当日复灸1次，症状已不明显。用同法又灸2日，痊愈。

急性腰扭伤，又称"闪腰"，多因剧烈转动躯体、腰部肌肉用力失调所致。其临床特征为上述动作后立即感到腰部剧烈疼痛，并随着局部活动、振动而加剧，平卧后则可减轻。其痛点均较固定，咳嗽、深呼吸等加重，腰部可有明显压痛点。活动受限，严重者可卧床不起。症状于扭伤后数小时至数日内加重。

家庭自灸有助于本病症的止痛和功能恢复。

自 灸 处 方

急性腰扭伤

主穴：阿是穴。

配穴：委中。

阿是穴位置：压痛最明显处。

操作：先取主穴，用热敏灸法，艾条先作回旋灸2分钟，再作雀啄灸2分钟，按揉数分钟，继以温和灸5～10分钟，以热感向穴区深部透入，活动后症状减轻为宜。最后取患侧配穴，按压2分钟。每日1～2次，直至完全恢复。

1. 急性腰痛可由多种原因引起，得病后应首先去医院进行确诊。灸法一般是在医生正规的治疗上进行辅助治疗。

2. 为避免急性腰扭伤的发生，搬运重物时，要注意掌握正确的劳动姿势。如扛、抬重物时要尽量让胸、腰部挺直、髋膝部屈曲，起身应以下肢用力为主，站稳后再迈步；搬、提重物时应取半蹲位，使物体尽量贴近身体。

3. 本病容易反复发作，平时要注意防护。

六十五、慢性腰肌劳损

真 验 案

王先生，48岁。腰痛近20年，开始由扭伤所致，一直未能痊愈，腰部以持续性酸痛为主。近来症状加重，由家人施灸。首先，在左侧第四、第五腰椎旁开2寸处压痛明显，选为主穴。加委中，按本方操作。每日2次。灸后当天症状明显减轻，改为每日1次，10次后，症状基本消失。又巩固10次。之后，一有发作即行施灸，再未出现明显的腰痛。

慢性腰肌劳损，又称功能性腰痛。是常见的腰痛之一，主要症状是腰或腰骶部胀痛、酸痛，部分可为刺痛或灼痛反复发作，时轻时重。疼痛可随气候变化或劳累程度而变化，如日间劳累加重，休息后可减轻；适当活动和经常改变体位时减轻，活动过度时又加重。常不能坚持弯腰工作。腰部外形及活动多无异常，也无明显腰肌痉挛，少数患者腰部活动稍受限。

家庭灸法在一定程度上可缓解疼痛和症状。

自灸处方

慢性腰肌劳损

主穴：阿是穴。

配穴：委中。

阿是穴位置：压痛最明显处。

操作：一般主、配穴均取，待症状好转后仅取主穴。主穴用热敏灸法，先行回旋灸2分钟，再雀啄灸2分钟，最后温和灸5～10分钟，灸至使温热向腰肌深部渗透或局部穴区明显潮红。配穴用温和灸法，施灸5分钟。每日或隔日1次，1个月为1个疗程。

注意事项

1. 避免寒湿、湿热侵袭，改善阴冷潮湿的生活、工作环境。勿坐卧湿地，勿冒雨涉水，劳动汗出后及时擦拭身体、更换衣服，或饮姜汤驱散风寒。

2. 注重劳动卫生。腰部用力应适当，不可强力举重，不可负重久行，坐、卧、行走保持正确姿势，若需作腰部用力或弯曲的工作时，应定时做松弛腰部肌肉的体操和佩戴腰带等。

六十六、腰椎间盘突出症

腰椎间盘突出症，中医又称腰腿痛，是目前较为常见的病症之一。临床表现以腰部疼痛为主，并可出现一侧下肢或双侧下肢麻木、疼痛等一系列症状。其中，腰痛往往是大多数患者最先出现的症状，其次是坐骨神经痛。疼痛为从下腰部向一侧臀部、大腿后方、小腿外侧直到足部的放射痛，在喷嚏和咳嗽等腹压增高的情况下疼痛会加剧。

家庭灸法有一定的止痛作用。

真 验 案

邵先生，55岁，左侧腰腿部疼痛12年，疼痛时发时止，活动受阻，遇寒加剧。近月来，症状加重，行走时呈间歇性跛行。经医院CT检查为：第四、第五腰椎间盘脱出。曾服用药物和接受理疗，症状略有减轻，遂配合家庭自灸。用本法，加委中（和阳陵泉交替，亦用雀啄灸法）。10次后，症状明显减轻，又巩固灸治1个月，症状消失。

自 灸 处 方

腰椎间盘突出症

主穴：阿是穴1。

配穴：阿是穴2、阳陵泉。

阿是穴1位置：沿督脉经腰椎增生部位按压，寻得疼痛最明显点即是。

阿是穴2位置：阿是穴1上下各2.5厘米处。

操作：一般取主穴，症状明显者加用配穴。将鲜老姜切成2～3毫米厚、面积大于腰椎体的薄片，用三棱针把姜片刺数孔后置穴上，再在姜片上用艾条作温和灸。开始燃端可靠近姜片，至穴区有明显灼热感时，可稍提高距离，每次灸5～10分钟，以局部明显红润为度，但要尽量避免发生灸疱。阳陵泉，用雀啄灸法，每次5分钟。每日治疗1次，10次为1个疗程，休息3日，继续第2个疗程。

1. 初次发作时，应严格卧床休息，强调大、小便均不应下床或坐起，这样才能有比较好的效果。卧床休息 3 周后，可以在佩戴腰围保护下起床活动，3 个月内不做弯腰持物动作。此方法简单有效，但较难坚持。缓解后，应加强腰背肌锻炼，以减少复发。

2. 平时要有良好的坐姿，床不宜太软。长期伏案工作者需要注意桌椅高度，定期改变姿势。工作中需要常弯腰者，应定时作伸腰、挺胸活动，并使用宽的腰带。应加强腰背肌训练，增加脊柱的内在稳定性。长期使用腰围者，尤其需要注意腰背肌锻炼，以防止失用性肌肉萎缩。如需弯腰取物，最好采用屈髋、屈膝下蹲方式，减少对腰椎间盘后方的压力。

六十七、肌筋膜炎

真 验 案

蒋先生，51 岁。右侧肩背部疼痛 2 年，时轻时重，反复发作，受寒及夜间疼痛明显。最近半月疼痛明显，活动受到限制，查右天宗穴部位有明显压痛。经医院诊断为肌筋膜炎，服药及贴膏药后略有好转，但晚上疼痛仍剧烈。由家属配合本方灸疗，以天宗穴为主，加胸夹脊穴。每日 1 次，1 个疗程后，症状基本消失。巩固 1 个疗程，未再复发。

肌筋膜炎又称腰背肌损伤、肌筋膜疼痛综合征等，是肌肉和筋膜的无菌性炎症反应。当机体受到风寒侵袭、疲劳、外伤或睡眠位置不当等外界不良因素刺激时，可以诱发肌筋膜炎的急性发作。由于在急性期没有得到彻底的治疗或者由于患者受到反复的劳损、风寒等不良刺激，而转入慢性。其临床特点为：反复出现持续或者间断的慢性肌肉酸胀痛或钝痛，疼痛呈紧束感或重物压迫感，其痛点较为固定，按压时，一触即发，产生剧痛，并向肢体远处传导，此点称"激痛点"。腰、背、骶、臀及四肢等均可发生。

灸法对本病有较好的效果。

自灸处方

肌筋膜炎

主穴：阿是穴。

配穴：颈后部取颈夹脊穴；肩背部取胸夹脊穴；腰骶部取腰夹脊穴。

阿是穴：激痛点。

夹脊穴位置：脊椎旁开 0.5 寸处。

操作：阿是穴必取，根据发病的部位选用配穴。阿是穴用热敏灸法。先找到激痛点，作好标记，用纯艾条，先回旋灸 3 分钟，再雀啄灸 2 分钟，温和灸 5～10 分钟。配穴，可循脊柱两侧上下往返回旋灸 15～20 分钟。均以局部潮红或温热透入肌内为宜。每日或隔日 1 次，10 次为 1 个疗程，疗程间停灸 3～5 日。

注意事项

1. 防止潮湿、寒冷、受凉。不要随意睡在潮湿的地方。根据气候的变化，随时增添衣服，出汗及雨淋之后，要及时更换湿衣或擦干身体。天冷时可用电热毯或睡热炕头。

2. 体育运动或剧烈活动时，要做好准备活动。纠正不良的工作姿势，如弯腰过久或伏案过低等。

3. 防止过劳。人就像一台机器一样，过度的运转或超负荷的使用，必然会导致某些部件或整个机器的损害。

4. 使用硬板软垫床。床的合适与否直接影响人的健康，过软的床垫不能保持脊柱的正常生理曲度，所以最好在木板上加一个 10 厘米厚的软垫。

六十八、膝骨关节炎

真　验　案

周先生，52岁。两膝关节疼痛多年。平时不明显，在下蹲时或上、下楼梯时，感到两膝关节僵硬疼痛。经医院诊断为膝骨关节炎，经治疗后症状减轻。此次去北方出差，受寒后症状加剧，两膝发凉、酸痛异常，并出现轻度肿胀，休息时也感疼痛，上、下楼梯须依靠扶手，无法下蹲。经中药内服外敷半个月，疗效不明显。于是在服药同时配合本方自行灸治。治疗5次后，平时步行已不感疼痛。经1个月灸治后，上、下楼梯稍有酸胀不适，但已无须依靠扶手。改为隔日1次，1个月后，所有症状基本消失。

自灸处方

膝关节骨关节炎

主穴：内、外膝眼。

配穴：血海、阳陵泉。

操作：以主穴为主，症状较重者，酌加配穴。可取坐位，屈膝呈90度，膝关节自然放松，自行施灸。用热敏灸法。将艾条一端点燃，先回旋灸1分钟，再雀啄灸1分钟，再行温和灸5～10分钟，以膝关节内部有温热感，并传至整个膝关节为佳。每日1次，1个月为1个疗程。症状消失以后，可改为每周3次或2次。

膝关节骨关节炎是指由于膝关节软骨变性、骨质增生而引起的一种慢性骨关节疾患，又称为膝关节增生性关节炎、退行性关节炎及膝骨关节病等。本病多发生于中老年，也可发生于青年；可单侧发病，也可双侧发病。其特点是初起疼痛为阵发性，后为持续性，在劳累后及夜间更甚，上、下楼梯疼痛明显，膝关节活动受限，甚至跛行。少数患者还可出现交锁现象或膝关节积液。关节活动时可有弹响、摩擦音，部分患者关节肿胀，日久可见关节畸形。

家庭自灸主要用于早期患者的辅助治疗。

注 意 事 项

1. 避免长时间处于一种姿势，更不要盲目地反复屈伸膝关节、揉按髌骨；避免膝关节过度劳累；尽量减少上、下台阶等使膝关节屈曲负重的运动，以减少关节软骨的磨损。

2. 注意防寒湿，保暖。

六十九、腓肠肌痉挛

真 验 案

李先生，40岁。经常发生夜间"小腿抽筋"。2天前，左下肢受凉后疼痛，肌肉坚硬，行走困难，去医院经外科检查为腓肠肌痉挛。应用按摩等法缓解，但之后又反复发作，每次发作时间虽不长，但痛苦异常。便自行用本法施灸，仅选主穴，施灸1周，其间再无发作。又隔日灸1次，巩固10次，获愈。

腓肠肌痉挛，俗称"小腿抽筋"。是痛性痉挛中最常见的一种。其特点是腓肠肌突然发作的强直性痛性痉挛，牵掣、痛如扭转，持续数十秒至数分钟或更久，其痛楚难以名状。多因寒冷刺激、过度疲劳，如登山、长跑等后导致。夜间睡眠姿势不好和老人缺钙等，也可引起。

灸法有较好的辅治和预防作用。

自灸处方

腓肠肌痉挛

主穴：承山。

配穴：委中。

操作：一般只用主穴，效果不佳时再加配穴。主穴用热敏灸法。取纯艾条一支，先用回旋灸法2分钟，再用雀啄灸1分钟，最后行温和灸5分钟，以温热感透入肌内为佳。委中穴，用温和灸法，施灸5分钟，以局部潮红为度。每日1次，10次为1个疗程。症状缓解后，改为隔日1次，巩固1个疗程。

注意事项

1. 要注意下肢保暖。尤其是在睡眠时，睡前热水烫脚，平时加强体育锻炼和运动，每日对小腿肌肉进行按摩，促进局部血液循环。

2. 为预防夜间小腿抽筋，老人要多吃些含钙量高的食品，如牛奶、豆浆等。必要时补充一些维生素E。

七十、痛风

痛风是一种由于体内尿酸产生过多或尿酸排泄不良而致血中尿酸升高引起的反复发作性炎性疾病，以男性为主。本病在我国以往发病率不高，近年由于营养条件的改善、平均寿命延长，发病有增多趋势。其中最常见的是急性痛风性关节炎，其特点为起病急骤，好发于下肢关节，数小时内可达到高峰，关节及周围软组织出现明显热痛，且以半夜起病多见。一般持续数日至数周可以完全缓解，但可反复发作。

家庭自灸有一定的防治作用。

真 验 案

胡先生，61 岁。有痛风史，经常发作。今日凌晨突感右足第一趾跖趾关节红肿疼痛，触痛剧烈，不能下地行走。自行以艾条按本法灸治，10 分钟后，症状缓解。下午复灸 1 次，疼痛明显减轻，红肿也消褪大半。之后每日灸治 1 次，至第 5 日，症状完全消失。

自灸处方

痛风

主穴：阿是穴。

阿是穴位置：触痛最敏感点。

操作：用纯艾条在阿是穴作螺旋状回旋灸，每次 5～10 分钟，以肿痛减轻为宜。每日 1 次，不计疗程，至症状消失为止。

注意事项

1. 控制每日总能量的摄入，少吃碳水化合物。此外，还要少吃蔗糖、蜂蜜，因为它们含果糖很高，会加速尿酸生成。肉类、动物内脏、海鲜以及蔬菜中的嫩扁豆、青蚕豆、鲜豌豆含嘌呤量高，要限制食用。多选用牛奶、奶酪、脱脂奶粉和蛋类，它们所含嘌呤少。避免饮酒。

2. 保持合理体重，戒酒，多饮水，每日饮水 2000 毫升以上。避免受凉受潮、过度疲劳和精神紧张，穿舒适的鞋，防止关节损伤。

七十一、足跟痛

真 验 案

朱女士，47岁。左足跟痛数月，早晨起床以后或休息后开始行走时疼痛更明显，稍加活动后疼痛反而减轻，但走路较多疼痛又加重，经过一晚上休息后症状均能得到缓解。医院诊断为跖腱膜炎，治疗后有所减轻。最近因步行较多，症状明显加重，局部出现轻度肿胀，并有压痛。朱女士不愿上医院，自行在家灸治，以本方施灸，每次10分钟。首次灸后，症状减轻。每日灸1次，10次后，步行时足跟痛基本消失。继续巩固一月余。

足跟痛，又称跟痛症，是由多种慢性疾患所致足跟部跖面（即脚后跟）疼痛。它的发病与劳损和退化有密切关系，多见于久立者或中年以后的肥胖者。跟痛症的临床表现主要为一侧或两侧足跟疼痛，外表不红不肿，足后跟有压痛，走路时加重；有的则为刚起步时疼痛，但步行一段时间后可减轻。本病多发生于男性，一侧或两侧同时发病。大多数为慢性起病。

家庭灸法有一定效果，特别在早期。

自灸处方

足跟痛

主穴：阿是穴。

阿是穴位置：足后跟压痛最明显处。

操作：取一5厘米见方的医用纱布，在陈醋中浸泡，略绞干，摊在阿是穴上。以纯艾条作雀啄灸，每次灸5～10分钟。如纱布变干，可再次浸泡后续灸。每日1次，10次为1个疗程。症状减轻后，可改为隔日1次。

　　1. 选择合适的鞋子，如软底的、坡跟的及运动鞋等。对年轻人来说，应尽量少穿或不穿鞋跟过高的鞋子。对于中老年人来说，应选择软底宽松的鞋子，减少足底与鞋子的摩擦。

　　2. 少做以足为主的剧烈运动，如跳、跑等。特别是不经常运动者或从事较剧烈的活动时，要循序渐进。避免足部过度疲劳，站立时间过长时，要注意变换姿势。

　　3. 睡前以温水泡足，每次 20～30 分钟。

七十二、老年骨质疏松症

真　验　案

　　王先生，69 岁。患者有腰背酸痛或周身酸痛多年。近年来症状更为明显，身高缩短，并出现轻度驼背，负荷增加时疼痛加重或活动受限，严重时翻身、起坐及行走有困难。经医院检查，骨密度值下降，诊断为骨质疏松症。在药物治疗同时，配合本方灸治，每日 1 次。3 个月后，腰背酸痛明显好转，精力日益充沛，做家务事也有劲，动作较艾灸前灵活，步履有力、轻快，并能参加活动。检查发现骨密度值上升。继续服药同时施灸，以巩固效果。

　　骨质疏松症是指由多种原因引起的，以单位体积内骨组织量减少为特点的一种全身骨代谢性障碍病症。本病发病多缓慢，以骨骼疼痛（腰背部为主）、身高缩短、驼背、易骨折为临床特征。其中，最为重要的是本病症由于骨的脆性增加，致使骨折的危险性大为上升，即使是轻微的创伤或无外伤的情况下也容易发生骨折。本病女性多于男性，常见于绝经后妇女和老年人。

　　家庭自灸对延缓骨质疏松的发生有一定的作用。

自灸处方

骨质疏松症

取穴：大椎、命门；足三里、神阙。

操作：每次一组，两组交替。以纯艾条施灸，第一组大椎、命门，取俯卧位，由家人施灸；第二组足三里、神阙，可由本人施灸。用热敏灸法。先回旋灸2分钟，再雀啄灸2分钟，最后温和灸5～10分钟。第一组穴以温热感向背腰部透为佳，第二组穴以温热感向腹部或穴位深处透入为佳。每日或隔日1次，3个月为1个疗程。

注意事项

1. 进食富含钙、低盐和适量蛋白质的均衡膳食。
2. 注意适当户外活动，多进行有助于骨健康的体育锻炼和康复治疗。
3. 避免嗜烟、酗酒，慎用影响骨代谢的药物等。
4. 采取防止跌倒的各种措施，加强自身和环境的保护措施等。

皮肤病症

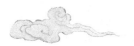

七十三、冻疮

真 验 案

李女士，40岁。每年从初冬起，双手手背即见多发的肿胀性暗紫红色隆起红斑，边缘鲜红，境界不清，且可出现水疱和溃疡。经医院诊断为冻疮。为了预防复发，于当年夏天三伏期间在存留的色素沉着处，自行用本方回旋灸法施灸，每次20分钟，每日1次，连续9日。结果，当年冬天未见发作。之后，每年依上法施灸预防，之后再未发作。

冻疮，是一种局部反复发作，以出现红斑和肿胀性损害为特点的常见皮肤病。皮损好发于手指、手背、面部、耳郭、足趾、足缘、足跟等处。严重者可发生水疱，破裂形成糜烂或溃疡，愈后存留色素沉着或萎缩性瘢痕。患者痒感明显，遇热后加剧，溃烂后疼痛。病程缓慢，气候转暖后自愈，易复发。冻疮好发于初冬、早春季节，以儿童、妇女和末梢血液循环不良者多见。

家庭自灸有较可靠的预防复发及治疗作用。

注意事项

1. 加强锻炼，促进血液循环，提高机体对寒冷的适应能力；注意防冻、保暖，防止潮湿，不穿过紧鞋袜；肢体受冻后不宜立即用热水浸泡或取暖烘烤。

2. 反复发作冻疮者，可在入冬前，于灸防同时配合温水泡法：取一盆15℃的低温水和一盆45℃的高温水，先把手脚浸泡在低温水中5分钟，然后再浸泡于高温水中，如此每日重复3次，可以锻炼血管的收缩和扩张功能，减少冻疮的发生。另外，除皮肤起水疱或溃烂者外，用生姜片或辣椒涂擦易患冻疮的部位，每日2次，也可减轻或避免冻疮的发生。

自灸处方

冻疮

主穴：阿是穴。

阿是穴位置：即冻疮原发作处。

操作：在冻疮好发季节，选择阿是穴。有二法，可任选一法。

1. 回旋灸。艾条距离穴区以患者感皮肤灼热而不烫痛为宜，自内而外旋转。每次灸 10～15 分钟，然后用手指反复按摩阿是穴 3～5 分钟，本法适用于冻疮面积较大者。

2. 雀啄灸法。直接将艾卷燃着端接触阿是穴，以每秒钟快速点灸 2～3 次为宜，患处有轻度灼痛或灼热感，灸后可出现小水疱，但不会留下瘢痕。本法适用于病损面积较小，但发作时较重者。每次 5～10 分钟。

上述二法，既可在发作前作为预防用；也可在发作后，作为治疗用。每日 1 次，10 次为 1 个疗程。

七十四、褥疮

真 验 案

陈先生，67 岁。三年前，因胸椎骨折术后出现双下肢截瘫。虽经治疗肢体功能仍难恢复，长期卧床。由于护理上的疏忽，以及老人感觉迟钝，在尾骶部出现 3 厘米 ×4 厘米疮口，疮口表皮缺失，皮肤浅表溃疡。赴医院诊断为 2 度褥疮，经清创敷药后，返回家中。由家人按本处方配合施灸，1 周后创面愈合。加强护理，并继续施灸，未再复发。

褥疮又名压疮，多见于长期卧床患者。它是由于身体局部长期受压，使血液循环受阻，引起皮肤及皮下组织缺血而发生水疱、溃疡或坏疽。多发生于骨骼突起、受压部位，根据其发生、发展过程可分为3度。1度：局部仅表现为红斑、水肿，或苍白色、青灰色，境界清楚。有麻木感或触痛。若及时处理，可于数日内好转；2度：皮肤颜色为深紫色或紫黑色，可出现水疱，疱壁破裂后形成浅表糜烂面；3度：溃疡形成，浅者达皮下组织，深者可达骨组织，继发感染后脓液多，且有臭味。一般而言，褥疮早期皮肤发红，采取翻身、减压等措施后可好转。但当皮肤出现浅表溃烂、溃疡及渗出液多时，就应及时去医院接受治疗。

家庭自灸多用于褥疮1度或2度但疮面未溃烂者的辅助治疗，褥疮2度出现疮面疱壁破裂和褥疮3度者应当先住院进行外科治疗。

自灸处方

褥疮

主穴：阿是穴。

阿是穴位置：病灶局部。

操作：首先用医用消毒纱布蘸取生理盐水（如无，可用蒸馏水或净水）洗净需灸之疮面及其周围，然后充分暴露病灶部位。取艾条1支点燃，对准疮面，距离约3厘米，以患部有温热感，能忍受为宜。先灸疮面的正中，后逐渐向外行回旋灸。也可均匀地、向上下左右移动行回旋灸，局部有温热感而不感到灼痛为宜。以灸至不疼，疮面干燥、红润为度。每次灸后，将艾条上烧透而未脱落的艾灰敲落于干净纸上，冷却后，视疮面大小，撒于疮面上，然后用消毒纱布覆盖。每日1～2次，不计疗程，灸至疮面结痂为止。

本病多见于老年长期卧床患者，重在预防。

1. 经常变换体位，每2～3小时翻身1次，避免骨突出处长时间受压。使用预防工具：环形气垫、海绵垫、枕头等，可缓解骨隆突处压力。

2. 保持干燥，防止擦伤：床单应保持平整无皱，直接接触的内衣要柔软，帮患者翻身时要用力抬起，不能拖、推，以免擦伤。另外要勤洗浴、勤换衣裤，保持皮肤干燥、光滑。可在皮肤皱褶处扑上一层薄的爽身粉，以减少摩擦力并吸收潮湿。

3. 对卧床患者要进行被动运动、按摩等，以促进血液循环。

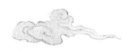

七十五、疖肿

真 验 案

季先生，31岁。左背部无明显原因下出现疼痛，夜不能卧。至医院检查，诊断为疖肿，红肿区域约3.5厘米×3.5厘米大小。体温37.5℃。经敷以药膏及服药后，疼痛略减。回家后，由家人用本法施灸，当日疼痛基本消失，睡眠安好。治疗4日后，疖肿消退，获愈。

疖肿是一种急性化脓性毛囊及毛囊深部周围组织的感染，多发生在头、面、颈、腋和臀等部位。疖肿在形成的过程中往往有剧烈的搏动性跳痛，尤其如果疖肿长在前额或下颌等皮肤组织致密、张力较高的部位，会痛得更加厉害。成熟后其中央出现黄白色小脓头，待自行破溃，脓栓排空即愈。疖肿虽不是很严重的疾病，但是因为毛囊间紧密相邻，若不及时处理已经长出的疖肿，不仅疼痛难忍，而且容易引起周围皮肤的感染，会长出更多的疖肿来。若处理不当，如胡乱挤压，会使细菌随血液进入颅脑，出现严重的并发症，病情就会十分危险。另外，营养不良、抵抗力较弱的小儿会有病情缠绵多发，此起彼伏，以致成为疖病，给治疗带来一定的困难。

家庭灸疗对早期疖肿有较好的治疗作用。

自灸处方

疖肿

主穴：阿是穴。

阿是穴位置：病灶区。

操作：用紫皮独头蒜适量，去皮捣成蒜泥，在单层纱布上制成大小约等于红肿范围的圆形蒜泥饼，敷盖在阿是穴上。以纯艾条采用平面回旋灸法，缓慢均匀移动艾条，灸至疖肿及其周围皮肤明显红晕、皮温微烫，疖肿处不痛为止。每次灸 20～30 分钟，每日 1 次。不计疗程，以疖肿痊愈为止。

注意事项

1. 局部出现结节状突起，周围皮肤红肿时，可用 2% 碘酊（有市售）反复涂抹，每日数次，有助于疖肿消退或成熟。

2. 切不可为了将疖肿的脓液排出而挤捏疖肿，特别是面部，因为这样做往往会使感染加重，甚至带来严重后果。应等脓液自行流出。一旦疖肿破溃，宜及时用医用酒精或生理盐水清洗患处，并继续保持患部的卫生，用消毒敷料再覆盖几日。

3. 增强抵抗力，注意个人卫生。

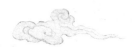

七十六、斑秃

真 验 案

曾女士，30岁。1个月前偶然发现枕后部片状脱发，以后逐渐多至4处，均位于枕后部，面积大者约3厘米×2.5厘米，小者1厘米×1.5厘米，医院诊断为斑秃。曾服中药首乌片、生发片等未见明显好转。在好友建议下，由家人配合本处方灸法施灸，每日1～2次。晚上加用生姜切片外涂患处，经治疗10日后，所灸之处逐渐长出细软之毳毛。经过45日灸治，新发已长出2～3厘米长。停灸。

斑秃是一种非瘢痕性脱发，常发生于身体有毛发的部位，以头发区域最引人注目。脱发区的局部皮肤正常，无自觉症状。因此，中医称为"鬼剃头"。可发生于任何年龄，但以青壮年多见。多突然发生，皮损表现为头皮出现圆形或卵圆形脱发斑，在斑秃边缘常可见松而易脱的头发，如将该毛发拔出，即呈现上粗下细的"感叹号"（！）样毛发。本病病程缓慢，可自行缓解和复发，精神神经因素是发病的主要原因之一。另外，头发全部或几乎全部脱落，称为全秃。全身所有的毛发（包括体毛）都脱落，称为普脱。

家庭灸法辅助治疗主要用于斑秃，即局部片状脱发。

注 意 事 项

1. 保持心情舒畅，保证充足的睡眠，避免或去除可能的诱因。

2. 忌烟、酒及辛辣刺激、油腻等食物。

3. 每日可用新鲜老姜切面擦阿是穴。

自灸处方

斑秃

主穴：阿是穴。

阿是穴位置：脱发处。

操作：选择较明显的脱发处，用75%的酒精消毒，先取一次性无菌皮肤针反复叩刺，轻手法，以局部皮肤出现潮红或微出血为度。再用艾条作回旋灸，每穴区依据病灶大小灸5~10分钟。每日1次，不计疗程。开始可出现细小的毳毛，剃去，再灸，直至长出正常的新发。

七十七、荨麻疹

真 验 案

朱女士，32岁。有荨麻疹史，一年来皮疹反复发作，瘙痒不已，时轻时重，服抗过敏药物可缓解。一周前，因公司经常加班，加之吃蟹及海鲜火锅，症状加重，以腰背部及下肢较明显，可见成块、成片红色风团。服开瑞坦（氯雷他定）等药物，效果不显。遂由家人试用本方施灸。首次灸后，瘙痒明显减轻。当晚，又自灸神阙穴半小时，第二日已无瘙痒。灸7次后，风团基本消退。共灸2个疗程。症状完全消失。又巩固1个疗程，再未发作。

荨麻疹，俗称风团、风疹块，是一种常见的皮肤病。多先有皮肤瘙痒，随即出现风团，呈鲜红色或苍白色、皮肤色，少数患者有水肿性红斑。风团的大小和形态不一，发作时间不定，反复成批发生，以傍晚发作者多见。风团常泛发，亦可局限。风团逐渐蔓延，可融合成片，有时合并血管性水肿，偶尔风团表面形成大疱。风团持续数分钟至数小时，少数可延至数日后消退，不留痕迹。疾病于短期内痊愈者，称为急性荨麻疹。若反复发作达每周至少两次并连续6周以上者，称为慢性荨麻疹。

家庭灸法对急、慢性荨麻疹，特别是慢性荨麻疹有一定辅助治疗作用。

自灸处方

荨麻疹

主穴：肺俞、神阙、曲池。

操作：一般主穴均取，采用热敏灸法。先回旋灸2分钟，再雀啄灸2分钟，再温和灸5～10分钟，灸至肺俞穴有温热感透入胸腔，神阙穴温热感透入腹部，曲池穴有温热感沿上肢传导。发作期每日1次，静息期可隔日1次或每周2次。10次为1个疗程。

注意事项

1. 少吃海鲜、羊肉等食物，多吃水果和蔬菜，避免饮酒和食用刺激性食物。

2. 忌用手搔抓或热水烫洗，不宜穿过硬的内衣，以免刺激皮肤。

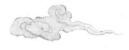

七十八、神经性皮炎

神经性皮炎又称慢性单纯性苔藓。是以阵发性皮肤瘙痒和皮肤苔藓化为特征的慢性皮肤病。好发于颈项部、肘窝、腘窝、骶尾部、腕部、踝部等部位，亦见于腰背部、眼睑等。临床表现为自觉阵发性剧痒，夜晚尤甚，而无原发皮损，由于搔抓及摩擦，皮肤逐渐出现粟粒至绿豆大小的扁平丘疹，圆形或多角形，坚硬而有光泽，呈淡红色或正常皮色，散在分布。丘疹逐渐增多，日久则融合成片，肥厚、苔藓样变，表现为皮纹加深、皮峰隆起，皮损变为暗褐色，干燥、有细碎脱屑。皮损仅限于一处或几处为局限性神经性皮炎；若皮损分布广泛，甚至泛发于全身者，称为泛发性神经性皮炎。

家庭灸法对局限性神经性皮炎有较明显效果，但往往要与皮肤针叩刺相结合。

真 验 案

赵女士，33岁。3年前，后颈部有瘙痒，当时不以为意。之后症状加重，搔之更甚，夜间难以安眠，且出现小米至绿豆大小不一的皮疹。医院诊断为神经性皮炎，用药物治疗后，可减轻症状，但并不能断根。遂由家属以皮肤针叩刺加灸法，数次后，瘙痒明显减轻。经2个月灸治，症状完全消失，且未再复发。

自 灸 处 方

神经性皮炎

主穴：阿是穴。

阿是穴位置：皮损区。

操作：先对穴区用75%酒精彻底消毒，以皮肤针反复叩刺，用中等强度，叩刺程序为由外向内，以局部微出血为宜，用消毒干棉球擦净。叩刺后再取纯艾条一根，点燃后在穴区作回旋灸，每次灸1个部位，视病灶大小灸5～15分钟。每日或隔日1次，15次为1个疗程。

1. 本治疗方法主要用于局限性神经性皮炎，且病灶面积较小、发病部位较少的患者。对播散型神经性皮炎效果较差。

2. 避免精神过度紧张、焦虑不安等不良情绪，因情绪波动易于诱发本病。

七十九、白癜风

真 验 案

张女士，35岁。于1年前偶然发现颈部有白色小斑点出现，同时发现双手背部亦有数点白斑，之后白斑逐渐增多、增大，小的如黄豆大，大的有1分硬币大。形状呈不规则，表面光滑，边界清楚，斑内汗毛亦呈白色，不痛不痒，经皮肤科诊断为白癜风。服用中西药物治疗未见明显好转。遂配合本法施灸。经治3个疗程后，白斑处色泽逐渐加深，范围亦渐小，共治疗5个疗程，患部白斑已基本消褪，较正常肤色稍浅。

白癜风是一种常见的后天性限局性或泛发性皮肤色素脱失的常见皮肤病。本病初发时是在体表的某一部位（少数患者也可发生在深部组织）出现局限性白斑点或斑片，为米粒至指甲大小不等。大多数于发病后皮损（即白斑）呈缓慢逐渐发展，初始在原发部位逐渐增大，2～5个月后可在其他部位不断地出现新的皮损。皮损常为乳白色，也可为浅粉色，表面光滑无皮疹。白斑境界清楚，边缘色素较正常皮肤增加，白斑内毛发正常或变白。全身各部位可发生，常见于指背、腕、前臂、颜面、颈项及生殖器周围等，但好发于受阳光照射及摩擦损伤部位，病损多对称分布。本病多无自觉症状，少数患者在发病前或同时有患处局部瘙痒感。

灸法对本病有一定作用。

自灸处方

白癜风

主穴：阿是穴。

阿是穴位置：病灶区。

操作：选一面积较大的皮损区作阿是穴。先用75%酒精消毒阿是穴，上涂一层薄薄金黄膏，也可涂擦食用白醋。再用艾条作回旋灸，每处灸约30分钟，灸至患处皮肤呈粉红色为度。面积过大者可以分区施灸。灸后擦净患部，每日1次，15次为1个疗程。疗程间可停灸3日。之后，可隔日1次，须长期坚持。

注意事项

1. 减少有害气体的吸入，晨练或运动时选择空气清新的场所，避免旅游及海浴时过久强光照射，不使用可引起过敏的化妆品。

2. 吃含铜丰富的食品，如田螺、河蚌、毛蚶等。黑木耳、海带、海参、芹菜、茄子、香椿芽、胡桃仁、甲鱼、苋菜、韭菜、发菜、黑米饭、榆树叶等对防治白癜风有一定的作用，可经常食用。忌食草莓、杨梅、酸辣食物及鸡、羊等发物。

八十、湿疹

湿疹因皮损处渗出潮湿这一特点而得名，是最常见的皮肤病之一。急性期具渗出倾向，慢性期则浸润、肥厚。可分为急性、亚急性、慢性三类。其中急性湿疹，皮损初为多数密集的粟粒大小的丘疹、丘疱疹或小水疱，基底潮红，逐渐融合成片，由于搔抓，丘疹、丘疱疹或水疱顶端抓破后呈明显的点状渗出及小糜烂面，边缘不清；自觉剧烈瘙痒；好发于头面、耳后、四肢远端、阴囊、肛周等，多对称分布。亚急性湿疹，皮损以小丘疹、结痂和鳞屑为主，仅见少量丘疱疹及糜烂；仍有剧烈瘙痒。慢性湿疹，表现为患处皮肤增厚、浸润，棕红色或色素沉着，表面粗糙，覆鳞屑，或因抓破而结痂；自觉瘙痒剧烈；常见于小腿、手、足、肘窝、腘窝、外阴、肛门等处。

　　本病病程不定，易复发，经久不愈。根据皮损累及的范围，分为局限性湿疹和泛发性湿疹两大类。灸法对各期湿疹都有一定效果，但多用于局限性湿疹。

真 验 案

　　唐先生，35岁。半月前自觉阴部瘙痒，且瘙痒逐渐加重，搔抓不能缓解，严重影响睡眠和工作，经医院诊断为阴囊湿疹。用药物涂抹后，瘙痒只能一时减轻。听人介绍后，采用本方自行灸疗。首次灸后，瘙痒即明显减轻，当晚睡眠良好。每日1次，灸半月后，瘙痒完全消失，皮损也基本消失。又巩固半月，再未复发。

自 灸 处 方

湿疹

主穴：阿是穴。

阿是穴位置：皮损区。

操作：用艾条对准阿是穴，在皮损区范围内进行回旋灸，至局部皮肤出现红晕为度。若有糜烂、渗液面，灸至渗液面稍变干为度；若有皮损干燥、皮肤增厚，可常规消毒后，先用市售之皮肤针进行中度叩刺后，再以艾条悬灸至皮损处肤色稍变浅为度。不计时间。每日1次，1个月为1个疗程。

1. 湿疹的病因很复杂，包括外部因素和内部的一些疾病及精神与体质因素。因此，积极就医，找出病因也十分重要。

2. 避免各种外界刺激，如热水烫洗、过度搔抓、频繁清洗及接触可能敏感的物质如皮毛制品等。

3. 避免可能致敏和刺激性的食物，如辣椒、浓茶、咖啡、酒类。少接触化学成分用品，如肥皂、洗衣粉、洗涤精等。

4. 湿疹易反复发作，要坚持灸疗。

八十一、寻常疣

真 验 案

钱先生，56 岁。数月前，左手手背长出一针尖样丘疹，呈灰褐色。因无不适症状，未予理会。不久，丘疹逐渐长大，形成一花生米大的表面不规则的乳头状隆起，境界清楚，表面粗糙，顶端分裂成刺状，遇有摩擦或撞击容易出血。经医院皮肤科诊断为寻常疣，建议手术切除。患者恐惧做手术，自行灸疗，采用本法，每日 1 次，施灸 5 次，10 日后，疣体枯萎脱落。

寻常疣是由病毒感染引起的一种表皮良性赘生物。初起为针尖大的丘疹，渐渐扩大到豌豆大或更大，呈圆形或多角形，表面粗糙，角化明显，质坚硬，呈灰黄、污黄或污褐色，继续发育呈乳头瘤样增殖，摩擦或撞击易于出血。好发于手指、手背、足缘等处。数目不等，初起多为一个，以后可发展为数个到数十个。一般无自觉症状，偶有压痛。

家庭自灸是治疗本病的方法之一。

自灸处方

寻常疣

主穴：阿是穴。

阿是穴位置：为最早出现或疣体体积最大的母疣。

操作：找到阿是穴后，以点燃的艾条，于距离疣体1.5~2厘米处，施以雀啄灸法。所灸部位先感温热，而后略感灼痛，忍耐10~30秒，将艾条提起，稍停再重复灸3~5遍，为治疗1次。每次灸疗后要求局部产生红晕，疣基底部出现水肿如圆盘状，有浮动感。一般来说，治疗前用指甲切按患处，疣底有刺痛或锐痛，治疗数次后，按之应为钝痛。若有上述现象，疣体多在一周后脱落。若疣体老厚者，应用钝刀刮去其表层，露出嫩层，治如上法。若寻常疣数量较时多，可先治母疣，次治子疣，方法相同。若脱落者是母疣，周围的子疣3个月~半年多会自行消失或脱落。

注意事项

1. 要争取早期灸治，同时施灸时应当掌握其要领，才能取得满意的效果。

2. 灸疗只是方法之一，如效果不好，可去医院行药物、物理或手术等疗法治疗。

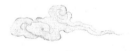

八十二、扁平疣

扁平疣，是和寻常疣相同的病毒感染的一种皮肤病，好发于青少年。皮损多发于面部、手背、手臂，表现为大小不等、呈皮色或浅褐色的扁平丘疹，轻度隆起，表面光滑，呈圆形、椭圆形或多角形，境界清楚，可密集分布或由于局部搔抓而呈线状排列。患者一般无自觉症状，部分患者自觉轻微瘙痒。病程进行缓慢。因为病毒可通过直接或间接的接触进行传染，若不及时治疗会累及更多的皮肤，且扁平疣发病时间越长，越容易形成严重的色素沉着，也可能传染给家人。所以发病后抓紧治疗十分重要。

家庭灸疗对防治本病有一定作用。

真 验 案

刘先生，23岁。1年前右面颊出现针头大小的扁平丘疹，经医院诊断为扁平疣。医生用西药呋喃西林、5%酒石酸锑钾溶液治疗后消退。但之后经常复发。最近有所加重，病灶已从头面部延伸至右臂外侧及右前臂外侧，同时出现瘙痒且逐渐加重。由于原用的药物疗效渐差，遂自行用本方灸法辅助治疗。首次灸后，即感瘙痒明显减轻，连续施治3次后，患者自觉症状完全消失，皮色变暗，丘疹枯瘪，结痂。1个疗程后，皮损处恢复正常，唯部分皮肤有轻度色素沉着。

自 灸 处 方

扁平疣

主穴：阿是穴。

阿是穴位置：疣多发部位。

操作：根据扁平疣分布情况，每次可选数处阿是穴。以纯艾条在阿是穴作回旋灸，即将艾条悬于施灸部位上约3厘米处，行左右上下往返移动，使皮肤有温热感而不致灼痛，移动范围在直径3厘米左右，每部位每次15～20分钟。每日或隔日1次，10次为1个疗程。间歇3～5日之后再灸。

1. 不宜抓搔，因本病有一定传染性，搔抓可促使发病部位扩大。
2. 忌酒及辛辣刺激性饮食。多饮水，多吃蔬菜与水果。

八十三、鸡眼

真 验 案

　　朱先生，34 岁。半年前，右脚小脚趾外侧出现一绿豆大之圆形物，稍突起于皮肤，表面光滑，呈淡黄色，平时无明显症状，但如步行时不慎触碰到，则感明显疼痛。经医院诊断为鸡眼，并行手术摘除。但 1 个月后，又有复发。曾用鸡眼膏贴敷，效果不显。遂自行用本方灸法辅助治疗，施灸 7 次后，鸡眼萎缩脱落。后未见复发。

　　鸡眼，系足底部皮肤局部长期受压和摩擦引起的一种角质增生，因为长得像鸡眼，所以用它命名。鸡眼的皮损为圆形或椭圆形的局限性角质增生，针头至蚕豆大小，呈淡黄或深黄色，表面光滑，与皮面平或稍隆起，境界清楚，中心有倒圆锥状角质栓嵌入真皮。鸡眼好发于足跖前中部第 3 跖骨头处、大脚趾胫侧缘，也见于小趾及第 2 趾趾背或趾间等突出及易受摩擦部位。因鸡眼角质栓尖端可刺激真皮乳头部的神经末梢，站立或行走时可引起疼痛，给患者带来一定痛苦。

　　家庭灸疗是治疗本病的方法之一。

　　1. 预防发生鸡眼，应减少摩擦和挤压。鞋靴宜柔软合脚，鞋内可衬厚软的鞋垫或海绵垫。
　　2. 如局部有感染，应当至医院进行消炎治疗。

自 灸 处 方

鸡眼

主穴：阿是穴。

阿是穴位置：病灶区。

操作：灸前先用温水（约40℃）浸泡患足30~45分钟，使皮肤软化。然后以75%酒精棉球消毒皮肤，用消毒刀片削去老皮，注意不要削痛、出血。持燃着之艾条在鸡眼上行雀啄灸，以患者略感灼痛、局部红润为度，每次约灸20分钟，每日1次。不计疗程，灸至鸡眼萎缩脱落为止。

八十四、癣病

真 验 案

马小弟，4岁。在幼儿园体检时，偶然发现头部有8处圆形脱发，毛根长短不齐，覆盖有鳞状白屑，每处约5分硬币大。经家长回忆，月余前，有猫的密切接触史。后去某医院皮肤科就医，诊断为头白癣，经外敷药膏治疗，有一定疗效。家长急于求成，于是配合在患处施以艾条温和灸治疗。连续3次，痒止，皮损处白屑脱落，未扩散。又继续治疗15次，患处已生出新的绒发。再巩固1个月后，头皮恢复常态。

癣，是皮肤癣菌病的简称，主要指皮肤癣菌侵犯人和动物的皮肤、毛发、甲板所引起的感染。按发病部位有头癣、体癣、股癣、手癣、足癣、甲癣等之分，夏季多发，冬季少见。

其中，头癣，是真菌感染头皮毛发所致，多累及儿童，成人少见。

体癣是皮肤癣菌引起的除手、足、会阴和股部以外光滑皮肤上的浅部真菌感染。初起为红丘疹或小水疱，继之形成鳞屑，再向周围逐渐扩展成边界清楚的环形损害，边缘常可见丘疹、水疱，表面一般无渗液。

手癣为手掌的皮肤癣菌感染，起病于手掌某一部位，缓慢扩大，最终累及大部或全部甚至两侧手掌，损害为红斑、水疱、鳞屑和角化增厚。

足癣以皮下水疱、趾间浸渍糜烂、渗流滋水、角化过度、脱屑等为特征。

癣，多易反复感染，迁延难愈。目前，治疗癣病的药物虽较多，但如配合家庭灸法，疗效更为明显。

自灸处方

癣病

主穴：阿是穴。

阿是穴位置：病灶部位。

操作：取纯艾条，施以回旋灸手法，每次每穴5～10分钟，使有明显的灼热感，至局部呈深红色的红晕，但不宜造成2度烧伤引发水疱。每日1次，不计疗程，以治愈为期。

注意事项

1. 艾灸治疗期间，宜配合使用抗真菌药物。并注意衣袜消毒和杜绝再感染。

2. 对患者应做到早发现、早治疗，避免接触传染。

第四章　妇儿养护

对较特殊的人群如妇女和儿童，我们特别列出一个章节给予重点介绍。希望担负家庭照料重任的妈妈们能在生活中爱护自己，同时兼顾宝宝的健康。

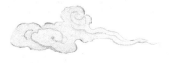

读者圈

随身册

名医在线

妇女病症

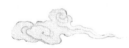

八十五、乳腺增生病

真 验 案

张女士，32岁，已婚。1年前自觉右侧乳房胀痛，无意中发现右侧乳房内有约拇指头大小的肿块，有压痛，每次月经来潮前疼痛较剧，有时向右侧肩背及腋窝放射。经医院乳腺高频X线摄片，诊断为乳腺小叶增生症，曾内服"逍遥丸""乳癖消"等药物，有一定疗效。近两月来因家庭矛盾心情压抑，自感肿块有增大，疼痛也较前明显。遂由家人配合应用本法灸疗，每日1次，10次为1个疗程，遇经期停灸5日。连灸4个疗程后，自觉疼痛消失，肿块缩小，5个疗程后，肿块消失。

自 灸 处 方

乳腺增生症

主穴：阿是穴。

配穴：膻中、天宗。

操作：一般为主穴与配穴均取。至症情好转，可单用主穴或仅加一配穴（二配穴轮用）。主、配穴均用热敏灸法。先以回旋灸2分钟，再用雀啄灸2分钟，最后用温和灸5~10分钟，灸至患者感温热透入胸内为佳。每日灸治1次，10次为1个疗程。停灸3日，继续下1个疗程。

乳腺增生症是女性最常见的良性疾病，既不是肿瘤，也不属于炎症，是乳腺组织的增生及退行性变，与内分泌功能紊乱密切相关。其主要症状为乳腺胀痛，可同时累及双侧，但多以一侧偏重。月经前乳腺胀痛明显，月经过后即见减轻并逐渐停止，下次月经来前疼痛再度出现，整个乳房有弥漫性结节感，并伴有触痛。除乳房方面的症状外，同时还可出现月经不规律、脾气不好、易着急、爱生气、爱出汗等症状。

家庭自灸有一定辅助治疗作用。

注意事项

1. 建立良好的生活方式，调整好生活节奏，保持心情舒畅。坚持体育锻炼，积极参加社交活动，避免和减少精神、紧张。

2. 学习和掌握乳房自我检查方法，养成每月1次的乳房自查习惯。自查最佳时间应选择在月经过后或两次月经中间，此时乳房比较松软，无胀痛，容易发现异常；已绝经的妇女可选择每月固定的时间进行乳房自查。自查中如发现异常或与以往不同体征时，应及时到医院就诊。

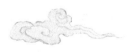

八十六、月经不调

真 验 案

项女士，30岁，已婚。患者结婚3年不孕，长期月经不调，先后不定期，经某妇幼保健院中西医治疗有所好转。近因工作变动，压力较大，致每次来潮经量少，行经不畅兼有少腹疼痛，经临之际浑身感觉发冷。由家人配合用本方灸治。首次灸时患者自觉有股暖流往小腹里钻，向下直达胞宫。第1次灸治后，经水随即而来，且较为通畅。之后每日1次，连续灸治2个月，经期一直正常。次年生一男孩。

月经不调也称月经失调，是一种常见的妇科病症。以月经周期或出血量的异常为特点。其中以功能性子宫出血最为常见，内外生殖器无明显器质性病变，而是由于内分泌调节系统失调所引起，多发于青春期及更年期。月经不调分为排卵性和无排卵性两类，又以后者为主。功能性子宫出血，包括排卵期出血：排卵前由于雌激素水平的低落，在排卵期可见少量阴道出血；月经前出血：月经来潮前几天有少量阴道流血，接着出现正常月经；经后出血：月经开始阶段正常，但是到后期少量出血持续时间延长。

家庭灸法有较好的配合治疗的作用。

自灸处方

月经不调

主穴：关元。

配穴：三阴交。

操作：一般仅取主穴，效果不明显时，加用配穴。关元，用隔姜面饼灸法。取新鲜生姜60克，捣烂，与适量面粉调和成厚约0.5厘米、直径5厘米的薄圆饼。先将姜面饼置于关元上，再取清艾条点燃后贴近面饼施灸，用回旋灸，约灸30分钟。以灸后局部皮肤潮红或有温热感向腹部透入为宜。三阴交，用温和灸法，双侧同取，每侧灸5～10分钟。每日或隔日1次，10次为1个疗程，疗程间停灸3日。

注意事项

1. 注意生理期卫生。生理期内，每日要用干净的温水洗净外阴，洗时要自前向后，不要从后往前洗，以免把肛门附近的细菌带到外阴部位。

2. 增强体质。在生活上劳逸结合，不宜从事重体力活和剧烈运动，睡眠要充足，精神愉快，以免影响内分泌系统。

3. 注意饮食。功能性子宫出血主要由内分泌系统失调所致，所以平常生活中要注意增加营养，多食含蛋白质丰富的食品及蔬菜、水果。生理期身体抵御能力较弱，不要饮食生冷、辛辣刺激性的饮料、食品。

八十七、痛经

袁女士，24岁，痛经10年余。每次月经来潮前即出现剧烈腹痛，痛后排出少量紫血块，四肢发冷，痛苦不堪，伴食少纳呆、头晕倦怠，经期过后如大病一场。此次，于经前出现腹痛时即由家人以本法施灸。主穴灸至10分钟后，痛渐缓解，继灸双侧配穴各5分钟。灸后病减大半，并排出暗红色经血。灸疗2次后，痛经完全消失，四肢温和。连续灸疗5次，并于下一次经期前5日施灸，每日1次，1个疗程后，经前及经期无痛经，经期无血块，血色转鲜红。后巩固1个疗程，身体健壮，食欲好，痛经再未发作。

痛经，为最常见的妇科症状之一，分为原发性痛经和继发性两类，原发性痛经指生殖器官无器质性病变的痛经；继发性痛经指由盆腔器质性疾病所引起。家庭灸法主要用于前者的防治。原发性痛经在青春期多见，常在初潮后1～2年内发病。主要症状为伴随月经周期规律性发作的小腹疼痛，疼痛多自月经来潮后开始，最早出现于经前12小时，以行经第1日疼痛最剧烈，持续2～3日后缓解。疼痛常呈痉挛性，一般不伴有腹肌紧张或反跳痛，妇科检查无异常发现。本病症还可伴有恶心、呕吐、腹泻、头晕、乏力等症状，严重时面色发白、出冷汗。家庭灸法对原发性痛经有较好的止痛作用。

注 意 事 项

1. 痛经明显者，也可于月经前7日施灸作预防。

2. 经期禁食冷饮及寒凉、辛辣刺激性食物，宜多食温性食物，多喝热牛奶。

3. 重视心理治疗，消除紧张和焦虑。保证足够的休息和睡眠，进行规律而适度的锻炼，戒烟。

自灸处方

痛经

主穴：中极、关元。

配穴：三阴交。

操作：主穴每次取1穴，二穴交替使用，配穴取双侧穴。主穴采用热敏灸法。用纯艾条或药艾条，先回旋灸法2分钟，雀啄灸法2分钟，再用温和灸5～10分钟，以温热传入小腹内为佳。三阴交，每侧温和灸5分钟，以局部出现潮红为宜。每次于经前5日开始施灸，每日1次，月经始潮或始觉腹痛即止。2个月经周期为1个疗程。

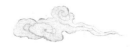

八十八、慢性盆腔炎

真 验 案

朱女士，27岁，已婚。首次怀孕80日遭遇"胎停"，去医院做了清宫手术之后，一直腹部隐痛，未引起重视。当地医院诊断为慢性炎症，内服"妇炎康"等中成药。但腹痛未除，月经异常。后通过上级医院进一步检查，确诊为慢性盆腔炎，进行中药、输液、理疗等综合治疗，3个月为1个疗程，虽有改善，但仍反复发作。于是在家中配合灸疗，用本方，主、配穴同取，每日1次，1个月后，腹痛已消，月经转正常。又灸1个月，再次怀孕。后顺利分娩一健康女婴，慢性盆腔炎未发作。

慢性盆腔炎是指女性内生殖器及其周围结缔组织、盆腔腹膜的慢性炎症，常为急性盆腔炎未彻底治疗所致。慢性盆腔炎病情较顽固，其临床表现为：下腹部坠胀、疼痛及腰骶部酸痛，月经异常，不孕及异位妊娠。有时会出现低热、易疲倦乏力、精神不振、周身不适、失眠等全身症状。

灸法有一定辅助治疗作用。

自灸处方

慢性盆腔炎

主穴：关元、子宫穴。

配穴：足三里。

操作：主穴为主，病程较长的加配穴。子宫穴、足三里均双侧同用。主穴用热敏灸法。取纯艾条或药艾条1支，点燃一端后，依次先回旋灸2分钟，雀啄灸2分钟，再用温和灸，每穴5～10分钟，以局部灼热而不致烫伤为度，最好引发温热感传向腹内。足三里，用温和灸法，每侧灸10分钟，以局部潮红为度。每日1次，遇经期时停止治疗，月经干净后2日再开始。以50次为1个疗程。

注意事项

1. 慢性盆腔炎病情顽固，治疗有难度，应当有打持久战的准备。患者应在积极采用中西医药物治疗和理疗的基础上，配合家庭灸疗。以取得更满意的效果。

2. 增加营养，锻炼身体，注意劳逸结合，提高机体抵抗力。避免再次感染或者感染范围扩散。

八十九、慢性附件炎

真 验 案

　　王女士，32岁。少腹部疼痛2年。经医院检查双侧输卵管明显压痛，呈条索状；B超示：双侧附件炎性包块，并有少量积液。诊断为慢性附件炎，长期用中药及抗生素治疗，症状时轻时重，常于同房后及月经前后腹痛。近日因家务劳累，致使症状加重，并感腰酸无力、失眠。于是由家属配合按本法灸疗，主、配穴均取。每日灸1次，15次为1个疗程。治疗2个疗程后，症状明显减轻，又经治疗6个疗程，症状消失。B超示双侧附件炎性包块消失，唯右侧附件边界略模糊；检查见双侧输卵管压痛及条索状物已消失。继续艾灸，以巩固效果。

　　慢性附件炎是妇女的常见疾病，临床表现为有不同程度的下腹部坠胀、疼痛、腰骶酸痛及牵扯感等症状，时轻时重，并伴有白带增多、腰痛、月经失调等，且往往在经期或劳累后加重。妇科检查时双侧或单侧附件区压痛、增厚感，或出现压痛性的包块。时间久了可导致输卵管纤维化、增粗且阻塞不通，从而造成婚后不孕或宫外孕。

　　家庭灸法有一定的辅助治疗作用。

注 意 事 项

　　1. 预防十分重要。做好五期（经期、孕期、产期、产褥期和更年期）卫生。经期应注意个人卫生，严禁性交；孕期应加强营养，防止贫血，及时治疗感染灶；产期应采用科学接生，尽量减少难产和生产出血；产褥期应注意阴部清洁；更年期应适当服用雌激素，增强生殖道自然防御力。另外，须注意性生活卫生。

　　2. 附件炎的治疗贵在坚持。在病情缓解的情况下一定不能松懈，应继续施灸，不可半途而废。

自灸处方

慢性附件炎

主穴：关元、阿是穴。

配穴：三阴交。

阿是穴位置：少腹部及腰骶部压痛处。

操作：早期主穴、配穴均用，症状好转后单用主穴。患者排空膀胱后平卧，先由家属灸双侧三阴交穴。用雀啄灸5分钟，至穴区局部明显潮红，同时自行按揉小腹两侧阿是穴。接着灸主穴，用热敏灸法，先灸关元，再灸阿是穴。每穴回旋灸2分钟，雀啄灸2分钟，再温和灸5～10分钟，以温热感传入小腹为佳。最后在腰骶两侧用抽吸罐吸拔10分钟。每日1次，10次为1个疗程，疗程间隔2日。一般需治疗4个疗程。

九十、外阴白色病损

真 验 案

李女士，53岁。外阴部瘙痒已有7年，开始只是每日晚间瘙痒，清洗之后减轻，因此未加重视。之后症状逐渐加重，尤其是睡觉时瘙痒剧烈，须用手不停地抓挠，且瘙痒部位扩大至整个外阴部。局部皮肤颜色变淡、发白，经医院诊断为外阴白斑。采用外用药膏涂抹及其他中西药物治疗，有所缓解，但易复发。近因瘙痒加重，遂由家人配合本方灸法治疗。灸后首先感到瘙痒明显减轻，10次后，晚间已无瘙痒，可以安睡。经1个月治疗后，不仅瘙痒再未发作，且外阴病损部分的肤色也已逐渐转深。

外阴白色病损，又叫外阴营养不良或外阴癌前病变。由于80%以上的患者都会出现不同程度的外阴皮肤变白，或花白，所以又称外阴白斑。多见于更年期妇女，可能与内分泌有关。早期多为单发，为不规则白色斑片，弹性及光泽消失，可扩大，相互融合。由于阴道分泌物浸渍，常可增厚。亦有早期仅感瘙痒，以后变成白斑者。晚期表现为表面角化、粗糙、变硬，呈珠白色，乳头样增殖或萎缩。自觉瘙痒剧烈，常因搔抓而继发红肿、皲裂、溃疡。

本病为难治病之一，早期用灸法有一定的效果。

自灸处方

外阴白色病损

主穴：阿是穴。

配穴：足三里、三阴交。

阿是穴位置：病灶部位白变粗糙或萎缩较重处。

操作：一般仅取主穴和一个配穴（两个配穴交替使用，双侧均取）。患者仰卧位，暴露腹部及会阴部。由家人取清艾条或药艾条一支，阿是穴用回旋灸，余穴用雀啄灸，每穴灸10～15分钟，以局部潮红为度。每日或隔日1次，10次为1个疗程，疗程间隔3～5日。

注意事项

1. 日常生活中应穿宽松、透气性好的内衣裤，以纯棉制品为主，避免穿化纤制品的内裤。保持患处干爽、通气，减少刺激与摩擦，忌搔抓。

2. 日常生活中应注意调节生活与工作中的压力，保持情绪乐观、心情开朗。

3. 忌烟、酒及辛辣刺激性食物。

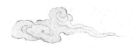

九十一、子宫脱垂

真 验 案

宋女士，31岁。患者于2年前首次分娩后，出现轻度子宫下垂，经治疗后好转。今年生二胎后，腹部下坠、腰酸等症状加重，自觉有物脱出于阴道，并伴有尿失禁。经妇科检查，诊断为子宫中度脱垂。近来身体日渐消瘦，困乏无力。在妇科保守治疗同时，由家人配合本法艾灸，主、配穴均取。每日灸1次，1个月后，自觉症状明显好转。经妇检已恢复至轻度子宫脱垂。改为隔日1次，3个月后，症状消失。妇科检查显示仍有轻度子宫脱垂，继续用灸法巩固治疗。

子宫脱垂是指支撑子宫的组织受损伤或薄弱，致使子宫从正常位置沿阴道下降甚至全部脱出阴道口外的一种病症。表现为平时腹部下坠、腰酸，走路及下蹲时子宫脱垂更明显，严重时还会累及膀胱和直肠，并出现尿频、小便解不干净或大便不畅等现象。根据其脱垂的程度分为三度。轻度脱垂者，指子宫脱垂，但宫颈及宫体仍位于阴道内，在平卧休息后能自行还纳；中度指子宫颈或部分子宫体已脱出阴道口之外，而子宫体或部分子宫体仍在阴道内；重度指整个子宫体与宫颈已脱出阴道口外，脱出物不能还纳，影响行动。

家庭灸法，主要用于轻度或中度患者的辅助治疗。

注 意 事 项

1. 适当休息，避免重体力劳动。避免长期站立或下蹲、屏气等增加腹压的动作。

2. 适当进行身体锻炼，提高身体素质。保持大小便通畅。

3. 家庭灸法只适宜轻度和中度中较轻的子宫脱垂者的辅助治疗，症状重者要采用中西医药物或手术治疗。

自灸处方

子宫脱垂

主穴：关元、子宫。

配穴：三阴交。

操作：主穴为主，如效果不满意可加配穴。主穴用热敏灸法。患者取仰卧位，暴露下腹部。取纯艾条或药艾条，先在关元和双侧子宫这3个穴点间施回旋灸5分钟，再在单穴点各施雀啄灸2分钟，最后，每穴温和灸10～15分钟，使温热感向腹内透入为佳。三阴交，雀啄灸5～10分钟。每日1次。2个月为1个疗程。

可配合以下二法锻炼，任选其一。一法：嘱患者在站立或静坐时做缩肛（提肛）动作。开始收缩3秒为1次，重复10次为一组。以后逐渐延长到每次收缩10秒钟，每日收缩300次。另一法：排空小便，放松腰带，全身放松，跪在硬板床上，头抵在床上，脸转向一侧，两臂微曲前伸，臀部抬高，和大腿呈直角。早晚各做1次，每次10分钟。

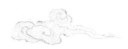

九十二、胎位不正

胎位不正，也叫胎位异常。胎位是指胎儿在子宫内的位置。正常的胎位称为枕前位，其余的胎位均为异常胎位。在妊娠中期，胎位可出现异常，以后多会自动转为枕前位。如在妊娠后期仍为异常胎位，则称为胎位不正。引起胎位不正的原因有子宫发育不良、子宫畸形、骨盆狭小、盆腔肿瘤、胎儿畸形、羊水过多等。异常胎位是造成难产的常见因素之一，多需手术助产。如处理不当，甚至会危及母亲及胎儿生命。

灸法对纠正胎位有较为肯定的效果。

真 验 案

郑女士，33岁，经产妇。第一胎时为异常胎位（臀位），经医院治疗使之转正后顺产。现又怀孕20周，B超提示又为臀位，并腹肌松弛Ⅱ度。在征得医院同意后，家人用艾条温和灸双侧至阴和三阴交穴，每日1次。治疗2个疗程后，复查已转成头位，后经妇产科腹带固定至足月，顺产一女婴，母女健康。

自 灸 处 方

胎位不正

主穴：至阴。

配穴：三阴交。

操作：一般仅取双侧至阴穴，如效不显酌加或改用配穴。均采用温和灸法。为加强转胎效果，可将治疗时间选在下午申时（16时左右）。施灸前，嘱患者空腹及排空二便。施灸时，孕妇可取坐位，脚踏凳上，并解开裤带，亦可取仰卧位，两腿伸直。同时，嘱孕妇全身放松并将注意力集中于小腹部。然后用纯艾条两支，点燃一头后，术者双手执住，分别在两侧穴位行温和灸，艾火距离穴位2~3厘米，以不产生灼痛而有明显的温热感为度。每次施灸10~15分钟。若出现热感沿经络上行，并觉胎位有转动为佳。每日灸治1次，连续4次为1个疗程。

注意事项

1. 艾灸法主要用于怀孕29~40周的各类胎位异常的孕妇。

2. 孕妇灸治的当天晚上，于睡眠时解开腰带，并卧向儿背之对侧。接受灸治之后，每日至医院复诊，胎位转正后即停灸，但仍须继续复查。

3. 用灸法如未能转为头位者，应当提前住院待产，先作好分娩方式选择，可以避免因胎位不正造成的严重后果。

九十三、妊娠呕吐

谢女士，32岁。患者自怀孕以来呕吐不止，食欲不振，逐渐消瘦已3月余。近来呕吐更加频繁，甚至饮水即吐，吐出物中常夹有胆汁样黏液及血液。诊断为妊娠剧吐。经治疗后好转不明显。遂由家人用本方灸法进行辅助治疗。首次施灸后，患者即可进少量流食。灸治3次，恶心呕吐基本消失，饮食已如常人。遂仅取主穴灸疗，并结合饮食调理，呕吐再未发作。此后足月顺产一女婴。

家庭真验方

百病自灸

自灸处方

妊娠呕吐

主穴：至阴。

配穴：中脘、足三里。

操作：患者取仰卧位，由家人持纯艾条，首先在双侧至阴穴上方约2厘米处，用回旋灸与雀啄灸手法，交替灸15分钟。以穴区皮肤充血发红为度。接着回旋灸中脘、足三里（双侧）穴，每穴灸10分钟。如症状不减，可再次用温和灸在双侧至阴穴各灸10分钟。

开始时每日灸治2次，症情好转后改为每日1次。直至症状消失。

妊娠呕吐，又叫孕期呕吐。大多数女性在怀孕6周时都会出现呕吐，8～10周达到高峰。一般发生在早晨起床后几个小时以内。并可出现食欲下降、喜食酸辣、头晕、容易疲倦，这些都是正常的生理现象，一般在怀孕12周的时候自然消失。但症状的严重程度和持续时间因人而异，如果反应强烈，或者12周以后还出现呕吐频繁，不能进食，呕吐物中有胆汁或咖啡样物质，严重时可引起失水及电解质紊乱，那就属于中医所说的"妊娠恶阻"了，需要上医院治疗。

家庭灸法可用于较重的妊娠呕吐的预防和辅助治疗。

注 意 事 项

1. 孕早期（前3个月）胎儿生长缓慢，并不需要太多的营养。宜饮食清淡、少量多餐、多喝水、多吃富含维生素的食物，如此可以防止便秘，因为便秘会加重早孕反应。口含或少量吃些甜酸味、甘草味、姜味的食品，可以减轻恶心和呕吐。

2. 注意解除心理压力，心情放轻松比什么都重要，心理压力过大，妊娠反应会更加严重。适当参加一些轻缓的活动，如室外散步、做孕妇保健操等，都可改善心情、强健身体，减轻早孕反应。

九十四、急性乳腺炎

真 验 案

钱女士，26岁。初产后20日左右，自觉右乳下胀痛，有一结块，位于乳晕正中下方，皮色红，扪之灼热，硬块大小约2.5厘米×4厘米。乳汁分泌欠畅。医院诊断为急性乳腺炎。在医生指导下，取纯艾条自行在患部悬灸。距离以感到局部微烫为度，从硬块中部缓慢移动，灸至硬块以及周围皮肤出现明显红晕为止。每日1次，每次10分钟。并用吸乳器吸出乳汁，防止淤积。灸治2次后，硬块转软、明显缩小，胀痛减轻，继灸2次而愈。

急性乳腺炎是乳腺的急性化脓性感染，多发生于产后哺乳期的妇女，尤其是初产妇更为多见。早期，患者感双乳不同程度的胀痛，并有中度体温升高（38.5℃左右）。检查乳房时通常发现乳房的某一部分肿硬胀痛，边界不清，多有明显的压痛，表面微红或微热（充血）。可伴有胸闷头痛、食欲不振等，但经吸出乳汁后症状多能消失。如不及时采取有效的治疗措施，至后期则可形成各种类型的化脓性乳腺炎。

家庭灸法适用于急性乳腺炎的早期治疗。

自灸处方

急性乳腺炎

主方：阿是穴。

配方：肩井。

阿是穴位置：病灶局部。

操作：一般只用主穴。症情重或单用主穴效不显者可加配穴，主穴用热敏灸法。先用回旋灸2分钟，再用雀啄灸2分钟，最后施以温和灸5～10分钟。以局部皮肤出现红晕，温热感向乳房内渗透为佳。配穴取患侧，施温和灸5～10分钟，至穴区潮红。每日灸1～2次，直至痊愈。

注 意 事 项

1. 平时保持乳头清洁，经常用温肥皂水洗净，如有乳头内陷者更应注意清洁。养成定时哺乳的良好习惯，每次将乳汁吸尽。如吸不尽时要挤出，另外，不让婴儿含乳头睡觉。

2. 处于本病早期、仅有乳汁淤积的产妇，全身症状较轻，可继续哺乳，并采取积极措施促使乳汁排出通畅，减轻淤积。也可局部用冰敷，以减少乳汁分泌。

儿童病症

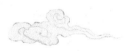

九十五、扁桃体炎

真　验　案

关小弟，11 岁。1 天前自觉头痛、咽喉疼痛、吞咽不利，继而发热恶寒、四肢关节疼痛，体温 38.5℃。即去当地卫生服务中心就诊，发现双侧扁桃体Ⅱ度肿大，白细胞计数增加。诊断为急性扁桃体炎，予口服止痛片和消炎药后症状稍有缓解。但次日咽喉疼痛加重，仍有发热恶寒。于是在服药同时，由其母采用本处方灯芯草灸法点灸 1 次，当晚体温降至37.0℃，咽喉疼痛明显减轻。第 2 日复灸 1 次后，体温如常。经医院检查，扁桃体Ⅰ度肿大，白细胞计数基本正常。后配合服药和休息，获得痊愈。

扁桃体炎可分为急性扁桃体炎和慢性扁桃体炎两种。急性扁桃体炎是咽部淋巴组织的急性感染，以扁桃体病变最为显著。其临床表现为起病急骤，恶寒发热（38～40℃），咽痛，扁桃体充血肿大、上有黄白色渗出物，并伴全身酸痛乏力、头痛，以及白细胞计数增高等。慢性扁桃体炎，临床表现为经常咽部不适，发干、发痒，有异物感，并伴有刺激性咳嗽、口臭等症状。

一般来说，灸法多用于治疗急性扁桃体炎，敷贴则多用于慢性扁桃体炎。

注 意 事 项

1. 急性扁桃体炎，应当结合药物治疗，特别是有高热、白细胞增高者。慢性扁桃体炎，要积极治疗原发病，如鼻炎等。

2. 注意灯芯蘸油时不可过多，以免燃烧时油滴下，引起烫伤；点燃时灯芯与皮肤不能接触太紧，防止灼伤皮肤。施灸后穴位处可见一绿豆大的白疱，嘱患者勿抓破，白疱可自行消退。

自灸处方

扁桃体炎

主穴：角孙。

配穴：合谷。

操作：主穴采用点灸法，一侧患病取一侧，双侧患病取双侧。本法主要治疗急性扁桃体炎。先将角孙处的头发自然分开，暴露出皮肤。用75％酒精消毒，待酒精挥发后，取一缠线之灯芯草，一端浸入食油内约2厘米长，点燃后迅速点烧穴位皮肤，一点即起，此时可闻得"叭"的声响，点灸部位即呈微红。点灸穴位1次即可，个别效不满意者次日再作1次。

如无灯芯草，可用火柴点灸：将火柴划着，待火柴头燃尽，火柴棍上尚有火星时，对准穴位迅速点灸，稍加用力，一触及皮肤即离开，以患者局部有短暂烧灼感为宜。

配穴用敷贴法：本法用于慢性扁桃体炎。取大蒜一瓣，捣烂成泥备用。将患者一侧合谷部位常规消毒，取黄豆大蒜泥敷贴于合谷中央，并以医用胶布固定，用无菌纱布覆盖。单侧扁桃体炎贴敷同侧合谷，双侧扁桃体炎敷双侧合谷穴。用药后一般3小时左右即在贴敷处出现水疱。然后，以消毒棉签蘸净水，拭去蒜泥，仍盖以无菌纱布，让水疱自行吸收。

如效果不满意，可于水疱完全吸收后，在另一侧穴或同一穴水疱旁用同法敷贴。

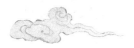

九十六、流行性腮腺炎

真 验 案

张小妹，3岁。双耳周肿胀3日，发热，哭闹，咀嚼食物时疼痛加重。经医院诊断为流行性腮腺炎，经治疗后，要求隔离卧床休息。由家人配合本方灸法，仅取主穴，用火柴头灸，治疗2次后肿胀明显消退，体温正常。至第5日症状完全消失。

自灸处方

流行性腮腺炎

主穴：角孙。

配穴：耳尖（耳穴）。

操作：一般仅取主穴，发热肿胀显著者加配穴，均双侧同取。点燃艾条，距离角孙3厘米左右行温和灸，灸至局部发红或发热，开始时每日2次，每次灸20～25分钟。症状好转后改为每日1次，直至痊愈。耳尖穴可用火柴头灸法，取火柴一根，将其划着，待火柴头燃尽、火柴棍上尚有火星时，对准穴位迅速点灸，稍加用力，一触及皮肤即离开。以患者局部有短暂烧灼感为宜，每日1次。注意点灸时避开原来的烧灼点。

流行性腮腺炎，简称腮腺炎，是儿童和青少年中常见的呼吸道传染病。起病大多较急，开始表现为发热、头痛、咽痛、食欲不佳、恶心、呕吐、全身疼痛等，数小时或1～2日后，腮腺即显著肿大。多一侧先肿胀，但也有两侧同时肿胀者；一般以耳垂为中心，向前、后、下发展，状如梨形而具坚韧感，边缘不清。局部皮肤紧张发亮，表面灼热，但多不红，有轻触痛。腮腺肿胀大多于3～5日达到高峰，7～10日逐渐消退而恢复正常。

家庭灸法有较好的减轻症状和缩短病程的作用。

注意事项

1. 本病为传染病，应当隔离至腮腺肿胀消退后1周。急性期宜适当休息，进半流质食物，多饮水，并保持口腔清洁。

2. 可冷敷或热敷，以减轻局部疼痛。

九十七、小儿斜颈

真 验 案

蒋小弟，出生20余日。患儿系自然分娩，出生后20日时，其母发现患儿头颈始终向右倾斜，患儿营养发育良好，吮乳、拥抱、睡眠时头颈均斜向右侧。右侧胸锁乳突肌处肿胀，触及质地柔软的肿块。经医院诊断为小儿斜颈，采用推拿等法治疗。返家后，由其母按本法在阿是穴施温和灸30分钟，配合治疗。次日好转，肿块变软缩小。以后隔日1次，连治4次而告愈。

小儿斜颈又称先天性肌性斜颈（俗称"歪脖子"）。多于婴儿出生2～4周后，首先在一侧胸锁乳突肌出现梭形肿块，较硬、不活动，数月后随着肿块消退，胸锁乳突肌纤维萎缩、变短，呈条索状，牵拉颈部而成此症。表现为颈部向一侧偏斜畸形，同时伴有同侧脸部发育受影响，健侧颜面部圆而饱满，患侧则窄而平、小于对侧，双眼也不在同一水平线上。严重者导致颈椎侧凸畸形。

家庭灸法最好用于出现肿块阶段。

自灸处方

小儿斜颈

主穴：风池、阿是穴。

阿是穴位置：病灶即颈部肿块处。

操作：患儿取仰卧或侧卧位，家长左手固定好患儿头部，右手持点燃的纯艾条或药艾条，对准患侧风池，以回旋式温和灸5~10分钟，然后逐渐向下移至阿是穴（病灶处），再回旋灸5~10分钟，使之有温热感。为了避免烫伤，施灸者应将中、示指分开，放在施灸部位的两侧，根据施灸者的感觉来随时调节施灸距离，以局部皮肤潮红为度。隔日1次，5次为1个疗程。

注意事项

1. 一般在出生3个月以内开始治疗为好。当肿块消失后，应继续施灸，直至颈部活动正常为止。

2. 如已出现胸锁乳突肌挛缩，宜配合按摩。可先在医院按摩，患儿家长掌握手法操作要点后，自行在家按摩，既方便也易于坚持。方法是用手指对挛缩的胸锁乳突肌进行柔和的捻散捋顺，边揉捻边捋顺，手法宜轻揉。每次10~15分钟，每日2~3次，动作轻柔。

3. 一般而言，患儿如已1岁多，用上法多无效，可考虑手术矫正。

九十八、婴幼儿腹泻

幼儿腹泻，是多病原、多因素引起的以腹泻为主的一组疾病。是2岁以下婴幼儿的常见病。临床特点为大便次数增多和性状改变，可伴有发热、呕吐、腹痛等症状及不同程度水、电解质、酸碱平衡紊乱。轻症者以腹泻为主：大便次数增多、量增加、性质改变，大便每日3次以上，甚至每日10~20次，可呈稀便、糊状便、水样便，或是黏液脓血便。重症者则全身症状明显，大多数有发热，可出现面色苍白、烦躁不安、精神萎靡、嗜睡、惊厥，甚至昏迷等表现。

家庭灸法一般用于轻症患儿。

真 验 案

张小妹，1岁。腹泻2日，大便浅黄色稀水样，量多，每日10次左右，时有呕吐，哭闹不安，医院诊断为婴幼儿腹泻。给予输液及对症等治疗。返家后，即由其母配合本法灸疗。观察2个小时，未再泄泻。再用此法灸1次，当日腹泻次数明显减少。第2日大便由稀转稠，继续施灸。每日1次，4次后腹泻止，大便正常。

自 灸 处 方

幼儿腹泻

主穴：神阙、天枢。

配穴：足三里。

操作：每次取一个主穴（二穴交替选用）并加配穴，双侧均取。点燃艾条，施温和灸。由于小儿皮肤稚嫩，为防止烫伤，施灸时，施灸者应将中、示指分开，放在施灸部位的两侧，根据施灸者的感觉来随时调节施灸距离，一般灸至穴区皮肤潮红为止。每日灸2次，不计疗程，以愈为期。

1. 从患儿腹泻开始，应当在医生的指导下，口服足够的液体以预防脱水。

2. 母乳喂养儿应继续母乳喂养，并且增加喂养的频次及延长单次喂养的时间。

3. 灸法针对的是轻度患儿，中度或重度患儿，应当送医院治疗。

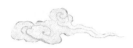

九十九、小儿遗尿

真 验 案

周小弟，12岁。自幼遗尿，现在每周4~5次，每次遗尿多发生在后半夜，往往叫之不醒，硬拉起床也迷迷糊糊。曾服用中药未见明显效果。由其母配合用本法灸疗并结合定时训练法进行治疗，于每日晚上睡前先灸百会，继灸中极和关元二穴。并于该患儿较固定的遗尿时间，提前半小时叫醒。每日1次，连灸15次后，每周遗尿减为1~2次，且叫起后，变得清醒。继灸10次，症状消失。后又巩固5次，停灸。未再发作。

小儿遗尿又称非器质性遗尿症或功能性遗尿症。通常是指儿童5岁后仍不自主经常性尿床，每周2次以上并持续达6个月，但无明显的器质性病因。以夜间遗尿最常见，也发生在午睡时，男孩多见。夜间遗尿者约有半数每晚尿床，甚至每晚遗尿2~3次，白天过度活动、兴奋、疲劳或患病后往往遗尿次数增多。遗尿患儿常常伴夜惊、梦游、多动或其他行为障碍。

家庭自灸对本病症有一定效果，但要求坚持较长时间的治疗。

自灸处方

小儿遗尿

主穴：中极、关元、百会。

操作：主穴均取。灸百会时，应将其毛发剪去，将鲜生姜切成厚2毫米、直径5厘米的薄片，上扎数孔，置于穴上。行温和灸5～10分钟，使热感向头部渗透。腹部二穴用热敏灸法：先回旋灸2分钟，再雀啄灸2分钟，最后温和灸5～10分钟，以温热感传入小腹内为佳。每日或隔日1次，15次为1个疗程。停3～5日后再继续下1个疗程。

注意事项

1. 培养患儿形成良好的作息制度和卫生习惯，避免过度疲劳，晚饭后避免饮水，睡觉前排空膀胱内的尿液，可减少尿床的次数。

2. 忍尿训练：白天让孩子多饮水，当有尿意时，让他忍住尿。每次忍尿不超过30分钟，每日训练1～2次。

3. 定时训练：掌握尿床时间和规律，提前半小时用闹钟结合人为叫醒的方法唤醒患儿起床排尿1～2次。最好使其在神志清醒状态下把尿排尽，目的是帮助建立条件反射。

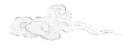

一百、小儿厌食症

小儿厌食症，又称小儿消化功能紊乱，是指小儿（主要在3～6岁）较长期食欲减退或食欲缺乏为主的一种症状。在小儿时期很常见。主要的临床表现为食欲减退或消失、食量减少，并伴有呕吐、食欲不振、腹泻、便秘、腹胀、腹痛和便血等。严重者可造成营养不良及多种维生素与微量元素缺乏，影响小儿生长发育，造成小儿面黄肌瘦、个子矮小，是当今家长十分关注的问题。

家庭灸疗，较适宜于本病的防治。

真 验 案

诸小弟，4岁。两年多来，开始时见食不贪，后来发展到拒食。家长曾买过一些中成药，如小儿健胃消食片、小儿厌食颗粒等，但是基本都无效果。因进食极少，又伴有便秘、夜间盗汗，导致形体消瘦、面色苍白、头发稀疏。经医院儿科检查，诊断为小儿厌食症，建议服用葡萄糖酸锌口服液及小儿健脾散。遂配合本方灸法，每日或隔日1次，半个月后，食欲逐渐增加。3个月后，食欲正常，体重明显增加。

自灸处方

小儿厌食症

主穴：中脘、足三里。

操作：二穴同取，足三里取双侧。以纯艾条悬灸，用温和灸法。操作时以左手中、示二指放于穴位两旁，以便测知艾条的热度，防止烫伤；右手持点着的艾条垂直悬于穴位上，离皮肤3～4厘米处进行薰灸。每穴约灸3～5分钟，至局部皮肤潮红为度。每日1次，10次为1个疗程。停3日后，再进行下1个疗程。

注意事项

1. 要先带患儿到正规医院儿科或消化内科进行全面细致检查，排除那些可以导致厌食的慢性疾病，排除缺铁、缺锌等情况。如因某些疾病引起的厌食，则应积极治疗原发病症。

2. 做到定时进餐，生活规律，多吃些粗粮杂粮和水果蔬菜，节制零食和甜食，少喝饮料。

附录：常用自灸穴位

　　我们人身上的穴位很多，仅经穴就有 362 个，还有大量经外穴和头皮针穴、耳针穴等被称为微针系统的穴位，据统计有 2 200 个之多。通过反复筛选，本书仅介绍 66 个平时最为常用又能覆盖百病辅治、预防、保健、康复所需的穴位。目的在于让普通读者在较短的时间内能够掌握它的具体部位和作用。这 66 个穴位中，有 60 个是位于十四条经脉上的穴位，一般叫经穴；还有 6 个不属于经穴，称为经外穴。

读者圈

随身册

名医在线

一、头项部穴

1. 角孙

位置：在头部，耳尖正对发际处。

作用：防治腮腺炎、结膜炎、头痛等。

2. 印堂

位置：在额部，当两眉头的中间。

作用：防治高血压、失眠、头痛等。

备注：本穴原属经外穴，现已归为经穴。

3. 正光

位置：在额部，在眶上缘之下方。有二穴点：正光1穴位于眶上缘外3/4与内1/4交界处；正光2穴位于眶上缘外1/4与内3/4交界处。

作用：青少年近视、斜视及其他眼病。

备注：本穴为经外穴，用于皮肤针叩刺。

4. 瞳子髎

位置：在面部，目外眦（外眼角）外0.5寸凹陷处。

作用：防治青少年近视、干眼病等。

5. 太阳

位置：在颞部，当眉梢与目外眦之间，向后约一横指的凹陷处。

家庭真验方

百病自灸

角孙

印堂

正光

瞳子髎

太阳

作用： 防治感冒、头痛、眼病。

备注： 本穴为经外穴。

6. 承泣

位置： 在面部，眼球与眶下缘之间，瞳孔直下。

作用： 防治麦粒肿、白内障等眼病。

7. 百会

位置： 在头部，于前后正中线和两耳尖连线的交点处取穴。

作用： 防治高血压，中风、眩晕、失眠等。

8. 四白

位置： 在面部，眶下孔处。正视瞳孔直下凹陷处。

作用： 防治牙痛、颞下颌关节紊乱症、面神经麻痹、面肌痉挛等。

9. 迎香

位置： 在面部，鼻翼外缘中点旁，鼻唇沟上。

作用： 防治过敏性鼻炎、鼻出血等。

10. 下关

位置： 在面部，颧弓下缘中央与下颌切迹之间凹陷中。闭口时取穴。

作用： 防治面肌瘫痪、面肌痉挛、牙痛、颞下颌关节紊乱症等。

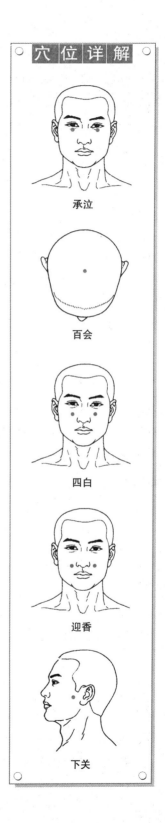

穴 位 详 解

承泣

百会

四白

迎香

下关

11. 颊车

位置：在面部，下颌角前上方一横指（中指），闭口咬牙隆起最高处。

作用：防治面肌麻痹、面肌痉挛、三叉神经痛、牙痛等。

12. 耳尖

位置：在耳郭的上方，当折耳向前，耳郭上方的尖端处。

作用：头痛、流行性腮腺炎、麦粒肿、过敏性鼻炎。

备注：此穴为耳穴，也为经外穴。

13. 风池

位置：在项部，枕骨之下两侧，正当斜方肌外缘与胸锁乳突肌后缘之间的凹陷中。

作用：防治感冒、高血压、头痛、白内障、近视等。

14. 翳风

位置：在颈前部，耳垂后方，乳突下端前方凹陷中。

作用：防治中耳炎、颞下颌关节紊乱症、面神经麻痹、面肌痉挛等。

15. 人迎

位置：在颈前部，横平甲状软骨（喉结）上缘，胸锁乳突肌前缘，有颈总动脉搏动处。

作用：防治高血压、咽炎。

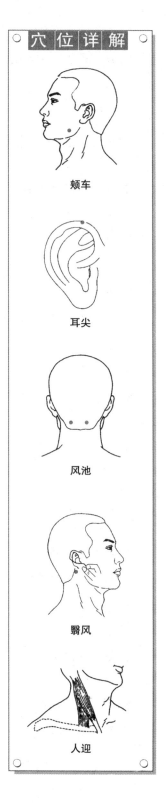

穴位详解

颊车

耳尖

风池

翳风

人迎

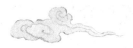

二、背腰部穴

16. 大椎

位置：在颈后部，后正中线上，第七颈椎棘突下凹陷中。俯首时，当项后隆起最高处下缘凹陷中为该穴。

作用：防治慢性支气管炎、哮喘的发作、辅治颈椎病、老年骨质疏松及改善亚健康、消除疲劳等。

17. 身柱

位置：在背部，第三胸椎棘突下凹陷中。后正中线上。

作用：防治鼻出血、疲劳综合征、亚健康等。本穴在古代作为养生灸的常用穴之一，尤其可用于小儿健身灸。小儿生后百日，灸此穴可预防感冒、百日咳、吐乳、消化不良等。

18. 命门

位置：在腰部，后正中线上，第二腰椎棘突下凹陷中。可令患者正坐、直腰或俯卧，先触到第十二肋端，平移至脊柱中点，其棘突间即为本穴。

作用：重要保健防病穴。能增强体质、调节精神，可用作平时保健防病、改善亚健康状态及防治男性性功能障碍等。

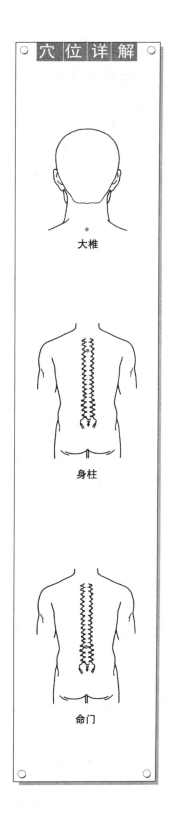

穴 位 详 解

大椎

身柱

命门

19. 风门

位置：在背部，第二胸椎棘突下，旁开1.5寸处。

作用：用以防治感冒、咳嗽、肺结核、痈疽等。日本将风门称为"打肩"，其民间习俗，人到20岁，须行"打肩灸"来防病强身。

20. 肺俞

位置：在背部，第三胸椎棘突下，旁开1.5寸处。

作用：常用以防治感冒、咳嗽，以及慢性支气管炎、哮喘等发作。

21. 心俞

位置：在背部，第五胸椎棘突下，旁开1.5寸处。

作用：防治冠心病心绞痛发作和心律不齐等病症。

22. 胰俞

位置：在背部，第八胸椎棘突下，旁开1.5寸处。

作用：预防糖尿病等病症。

备注：本穴是经外穴。

23. 肝俞

位置：在背部，第九胸椎棘突下，旁开1.5寸处。

作用：防治脂肪肝、胆结石及白内障等。

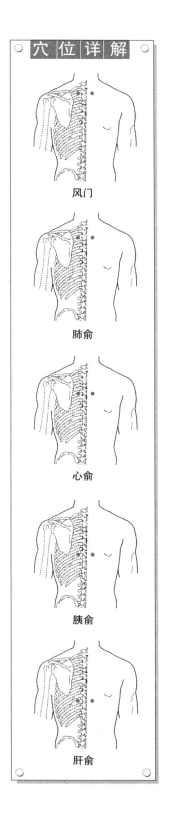

穴 位 详 解

风门

肺俞

心俞

胰俞

肝俞

家庭真验方

百病自灸

180

24. 胆俞

位置： 在背部，第十胸椎棘突下，旁开 1.5 寸处。

作用： 防治胆石病急性发作。

25. 脾俞

位置： 在第十一胸椎棘突下，旁开 1.5 寸处。

作用： 防治脾胃疾患，体虚者可以作强壮穴应用。

26. 肾俞

位置： 第二腰椎棘突下，旁开 1.5 寸处。即命门穴旁开 1.5 寸。

作用： 防治哮喘、慢性气管炎、阳痿等，具保健抗衰老作用。

27. 大肠俞

位置： 第四腰椎棘突下，旁开 1.5 寸处。

作用： 防治慢性结肠炎、肠易激综合征及便秘等。

28. 次髎

位置： 在骶部，当髂后上棘内下方，正好对准第二髎后孔中。约于第二骶椎假棘突下缘旁开 0.8 寸处取之。

作用： 防治痛经、产后出血及尿失禁等。

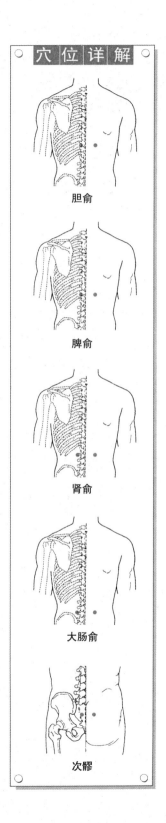

穴 位 详 解

胆俞

脾俞

肾俞

大肠俞

次髎

家庭真验方

附录：常用自灸穴位

29. 长强

位置：在会阴区，尾骨端与肛门连线的中点。

作用：防治脱肛、肛门瘙痒症等。

30. 肩井

位置：在颈后部，第七颈椎棘突与肩峰最外侧点连线的中点。

作用：防治肩周炎、乳腺增生病及乳腺炎等。

31. 天宗

位置：在肩胛区，约当肩胛冈中点与肩胛骨下角连线上 1/3 与下 2/3 交点凹陷处。

作用：防治胆石病、乳腺增生病、肩周炎等。

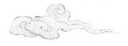

三、胸腹部穴

32. 天突

位置：在颈前部，胸骨上窝中央，前正中线上。

作用：防治慢性支气管炎、哮喘、咽炎、咳嗽等。

33. 膻中

位置：在前胸部，横平第四肋间隙，前正中线上。

作用：防治支气管炎、咳喘、心绞痛发作，缓解胸闷气短等症状。

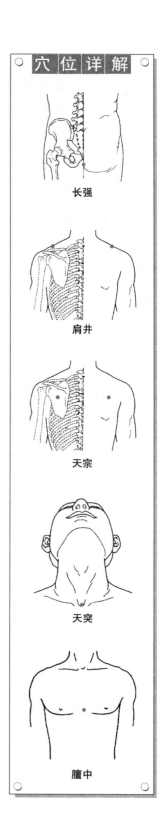

穴 位 详 解

长强

肩井

天宗

天突

膻中

34. 期门

位置: 在胸部,乳头直下,第六肋间隙处取穴(乳头位于第四肋间隙)。

作用: 防治胆石病、脂肪肝,另具有降血脂、预防冠心病的作用。此外,健康人灸期门后,可增强抵抗力。

35. 天枢

位置: 在下腹部,脐中旁开2寸处取穴。

作用: 防治便秘、腹泻,及预防术后腹胀等。

36. 子宫穴

位置: 在下腹部,脐中下4寸旁开3寸处取穴。

作用: 防治子宫下垂、慢性盆腔炎、卵巢囊肿等。

备注: 本穴为经外穴。

37. 三角灸穴

位置: 以患者两口角之间的长度为一边,作等边三角形,将顶角置于患者脐中(神阙穴),底边置水平线,两底角处是穴。

作用: 防治疝气、黄褐斑、慢性肠炎、不孕症等。

备注: 本穴为经外穴。

38. 中脘

位置: 在上腹部,前正中线上,脐上4寸。使患者仰卧,在胸骨剑突至脐中连线中点取之。

作用: 能调节脾胃功能、增强食欲,为传统的防病健身穴。

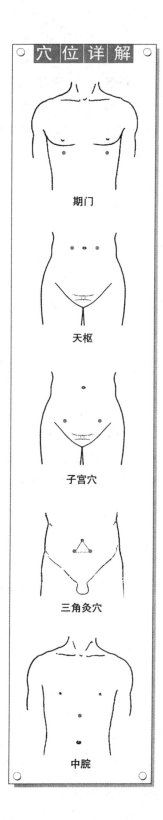

穴位详解

期门

天枢

子宫穴

三角灸穴

中脘

39. 神阙（脐中）

位置：在上腹部，脐窝正中。

作用：本穴是古代重要保健穴之一，现代人用它调节肠胃功能、提高免疫力、延缓衰老、预防中风。

40. 气海

位置：在下腹部，前正中线上，脐下 1.5 寸处。

作用：在现代，本穴用于增强人体的免疫力、延年益寿、改善亚健康状态，以及预防休克、增强男性性功能。古人认为该穴是"元气之海"，是防病强身的重要穴位之一，培补元气、固益肾精。

41. 关元

位置：在下腹部，前正中线上，脐下 3 寸处。

作用：用于降血脂、减肥，防治男性性功能障碍、小儿遗尿、盆腔炎、痛经等多种病症。本穴为历代重要的保健益寿之穴。

42. 中极

位置：在下腹部，前正中线上，脐下 4 寸处。

作用：防治妇产科病症、男性性功能障碍、小儿遗尿等。

43. 会阴

位置：在会阴区，男性当阴囊根部与肛门连线的中点，女性当大阴唇后联合与肛门连线的中点。侧卧位时，在前后二阴中间。

作用：防治前列腺炎、前列腺肥大、肛门瘙痒及尿失禁等。

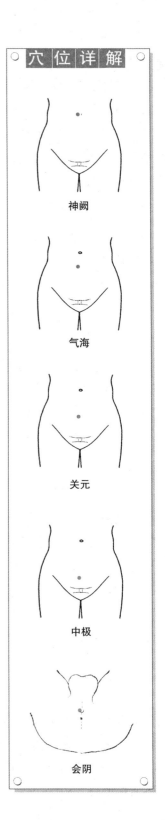

穴 位 详 解

神阙

气海

关元

中极

会阴

四、上肢穴位

44. 肩髃

位置：在肩部，屈臂外展，肩峰外侧缘前部凹陷处。

作用：防治肩周炎等。

45. 曲池

位置：在肘窝横纹桡侧端与肱骨外上髁之中点，屈肘取之。

作用：调整血压，治疗中风后遗症，防治感冒、荨麻疹等。古代将本穴称为"目灸"穴，用以防治老年视力减退、巩固牙齿。

46. 内关

位置：伸臂仰掌，腕横纹正中直上 2 寸，两筋间取之。

作用：防治冠心病、高血脂、心律失常、带状疱疹、肋间神经痛等。

47. 养老

位置：在前臂后内侧，腕背侧横纹桡侧，桡骨茎突远端凹陷中。

作用：治疗牙痛、落枕、呃逆、肩痛等。

48. 阳溪

位置：在腕后外侧，腕背侧横纹上 1 寸，尺

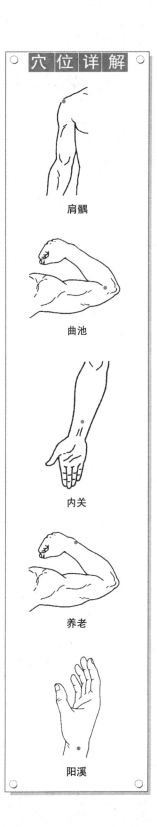

穴位详解

肩髃

曲池

内关

养老

阳溪

骨头桡侧凹陷中。

　　作用：防治高血糖，减肥等。

49. 大陵

　　位置：在腕前侧，腕掌侧横纹中点，在二肌腱之间。

　　作用：防治腕管综合征等。

50. 合谷

　　位置：在手背，拇、示指间，当第二掌骨之中点，稍偏示指侧。可于拇、示指合并，虎口部隆起最高点取穴。

　　作用：防治感冒、头痛、牙痛、颞下颌关节紊乱症等。

51. 少商

　　位置：在拇指末节桡侧，指甲根角侧上方 0.1 寸处。

　　作用：防治鼻出血、咽炎、扁桃体炎等。

52. 阳池

　　位置：在腕背侧横纹上，指伸肌腱的尺侧缘凹陷中。指伸肌腱在伸腕时可明显触及。

　　作用：防治高血糖、减肥、感冒、扁桃体炎等。

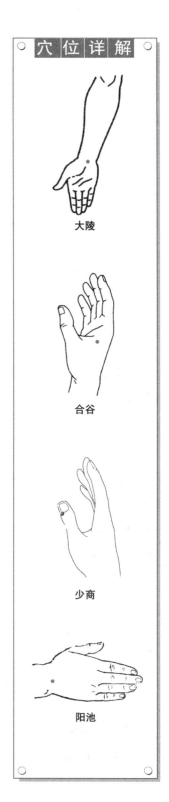

穴 位 详 解

大陵

合谷

少商

阳池

五、下肢穴位

53. 血海

位置：在大腿内侧，髌底内侧端上2寸，当股内侧肌隆起处。

简易取穴法：屈膝，以对侧的手掌按其膝盖，手指向上，拇指偏向股内侧，拇指指端所指处即为本穴。

作用：防治月经不调、子宫出血、荨麻疹、膝骨关节炎等。

54. 内、外膝眼

位置：在膝前侧，屈膝，分别在髌骨下外及内下方凹陷中。

作用：防治膝骨关节炎等各种膝部病症。

备注：内膝眼为经外穴。

55. 委中

位置：在膝后侧，腘横纹的中点。

作用：治疗腓肠肌痉挛、腰椎间盘突出症、急性腰扭伤、慢性腰肌劳损等。

56. 足三里

位置：在小腿前外侧，外膝眼下3寸，胫骨外侧的1横指。

作用：防治消化系统病症及中风、感冒、冠心病等。本穴自古就是防病保健的要穴，用以健运脾胃、补中益气、增强体质、延年益寿。

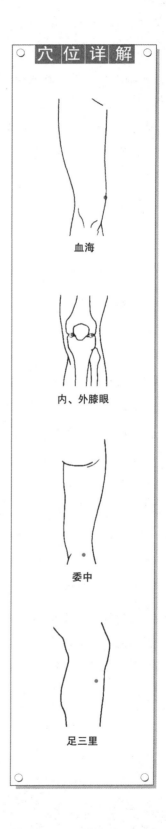

穴位详解

血海

内、外膝眼

委中

足三里

附录：常用自灸穴位

57. 阳陵泉

位置：在小腿外侧，腓骨小头前下方凹陷中。正坐屈膝，按取腓骨小头和胫骨粗隆，向下呈等边三角形，其下角端即是穴位。

作用：防治胆石病、中风后遗症、膝骨关节病等。

58. 胆囊穴

位置：阳陵泉下 1 ~ 2 寸，压之酸胀明显处。

作用：防治胆石病。

备注：本穴为经外穴。

59. 丰隆

位置：在小腿前外侧，外膝眼与外踝尖连线的中点。

作用：防治高血脂、中风后遗症等。

60. 悬中

位置：在小腿外侧，膝后侧，外踝尖上 3 寸。

作用：防治中风、腰腿疾病等。

61. 承山

位置：在小腿内侧，伸直小腿时，腓肠肌肌腹出现尖角凹陷中。

作用：治疗痔疮、腓肠肌痉挛、腰腿痛等。

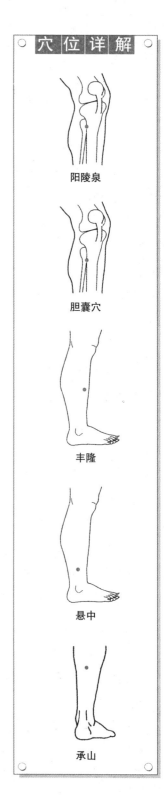

穴位详解

阳陵泉

胆囊穴

丰隆

悬中

承山

62. 三阴交

位置：内踝尖直上 3 寸，当胫骨后缘。

作用：可治男性之性功能障碍、妇女之经带疾病。本穴对增进腹腔脏器，尤其是生殖系统健康有较重要作用。

63. 公孙

位置：在足内侧，第一跖骨底的前下缘赤白肉际处。

作用：防治功能性消化不良、胃痉挛、消化性溃疡等。

64. 至阴

位置：足小趾外侧，距趾甲角约 0.1 寸处。
作用：对纠正胎位、预防难产有效。

65. 大敦

位置：在足趾，大趾末节外侧，趾甲根角侧后方 0.1 寸处。

作用：防治腹股沟疝等。

66. 涌泉

位置：在足底，屈足卷趾（向足心方向屈曲）时，足心最凹陷处。

作用：防治高血压、鼻出血、癔病等，以及具有促进睡眠、增强体质和延年益寿的作用。

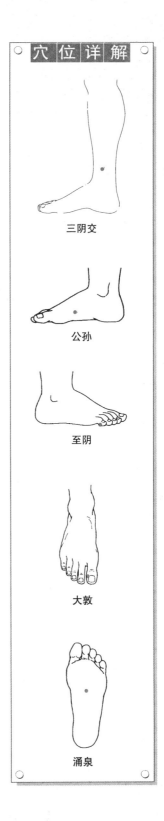

穴 位 详 解

三阴交

公孙

至阴

大敦

涌泉